月刊 精神科看護
THE JAPANESE JOURNAL OF PSYCHIATRIC NURSING

2021.9 CONTENTS
vol.48 通巻 350 号

特集

JN091260

関係法規を振り返り
看護の役割を考える
― 法律で律する看護業務 ―

※今回の『クローズアップ』『写真館』は休載させていただきます

特集

関係法規を振り返り看護の役割を考える

◉ 精神科医療・看護を取り巻く法

患者のためにも，そして看護師自身を守るためにも，法を知るだけでなくその目的や理念を理解し，どうしたら入院している方々の生活をよりよいものにできるかを考え続けよう。

◉ 法律をとおして看護師としての業務を見直す

いくつかの例をあげながら，私たち看護師を取り巻く法律あるいは関係法規を意識することで看護業務はどう律せられるのか，患者本位の看護を提供できるか検討していく。

◉ 〈対談〉法律と臨床そして倫理をめぐって

臨床上で直面する諸課題はすべて法律によってさばくことはできない。そこで法律の先にある諸課題に取り組むために，倫理という局面からの検討が必要となる。

◉ 身近なところから考えて変えていく

「馴れ合い」が充満した精神科病院という空間で働くスタッフの頭のなかでは，法の遵守の意識や理念は隅のほうに追いやられてしまうことが多い。身近なところから意識づけを。

特集にあたって

◉編集部

　臨床での日常ではあまり意識されることのない，精神医療にまつわる関係法規。法を意識するということの重要性は法が厳正に定める内容それ自体への意識づけもさることながら，「法的な手続きへの意識づけ」もあるのだと思います。たとえば，隔離・身体的拘束に関する精神保健福祉法が定めているその適切な手続きへの理解は，行動制限の適正化につながると思われ，臨床実践を統制するものです。それは決して制限ではなく，看護の役割を明確にし，かつ看護師自身を守り，患者さんを守るものです。

　また法律は臨床実践のベースであり，その先には個々の局面では法律の理解・解釈だけでは解決し得ない倫理的諸課題が存在

します。そうした倫理的諸課題に対して，看護はどのように向き合うか。本特集ではそのあり方も提示しています。その1つが臨床での日常の根幹をなす精神科看護技術の向上であるわけですが，看護技術さえ整っていれば倫理的であるかといえばそうでなく「医療，特に精神科医療のなかで倫理性を確保していくためには，それまで意思決定を妨げられてきた患者の心境や思考過程を理解したうえで，常に批判的に振り返ること」（本文より）が必要となるのです。

　本特集は精神医療・看護にまつわる関係法規を振り返り，その先にある倫理的課題について検討を加え，そこから導かれる看護の役割について検討したいと思います。

精神科医療・看護を取り巻く法

法を「知る」から「知って考える」へ

執筆者

元・甲南女子大学
看護リハビリテーション学部（兵庫県神戸市）
教授
大西香代子 おおにし かよこ

看護学生が学ぶ法の落とし穴

　看護を取り巻く法については，多くの大学・学校で独立した授業科目を設けて教育を行っている。保健師助産師看護師法（以下，保助看法）をはじめ，医療や福祉に関して，法律でどのように定められているかを学ぶものである。看護職一般に必要とされる法律のほか，専門分野に関連の深い法律についても，それぞれの専門科目で取り上げられ，法律でどう定められているかを「知る」ことが必須となる。

　しかし，医療にかかわる法は，基本的に性善説，すなわち医療者の行為は患者をよくしたいとの善意にもとづくものという前提に立っている。医師の裁量権はその最たるもので，たとえば普通に食事のとれる患者にIVH（中心静脈栄養）を行ったケース（朝倉病院事件，2000年）では，誰にIVHが必要かを判断するのは医師の裁量権として罪に問われることはなかった（診療報酬の不正請求等で保険指定を取り消されている）。看護師の場合も，業務（できること）が定められ，看護師資格がなければできない，と保助看法に書かれている。医療に携わる資格者は，必要な知識と技術を修得したもので，患者のためになることを行う権限が与えられている，ということである。しかし，行為は見えるが，多

くの場合，動機は見えず，現在でも認知症患者にIVHを行っている精神科病院もある[1]が，それが本当に患者の利益を考えて行ったのかどうかはわからない。

近年，コンプライアンス（法律遵守）の必要性が説かれるようになり，ほとんどの医療機関において，法律で定められた手続きは守られている。精神科領域の場合，たとえば隔離や拘束について，精神保健指定医の指示が必要であること，開始日時や解除日時をカルテに記録すること，看護師による定期的な観察と医師による毎日の診察が必要でその記録をカルテに残すことなど，法にもとづく手続きどおりに行われている。しかし，それで十分だろうか。

隔離・拘束は精神保健指定医の指示ではあるものの，看護師の要請による場合が多いことは臨床にいる誰しも認識しているだろう。なかには夜勤帯に入ると人手が少ないからとの理由で隔離を要請する[2]場合もある。もちろんカルテ上，そのような理由が記載されることはなく，法的に問題となることはない。

置き去りにされた憲法

一方，高校までの教育のなかですでに理解していると考えられているからかもしれないが，憲法については看護学教育のなかで殊更に取り上げられる機会は少ない。しかし，個々の法律の上位にあるのが憲法で，憲法に反する法律は制定できない。では，憲法にはどんなことが書いてあるだろうか。

国民には基本的人権が保障されているが，その1つが「すべて国民は，健康で文化的な最低限度の生活を営む権利を有する（第25条）」である。入院というのは，通常は疾病の治療に専念する短期に限られたものであり，ここでいう「健康で文化的な最低限度の生活」が送れなくても仕方がないとみるべきだろう。しかし，精神科においては1年未満の入院患者は38.0%（2020年6月30日現在）にすぎず，それどころか，10年以上も入院している患者は4万8千人近く（17.7%）もいる[3]。これは「生活」以外の何物でもない。最近では病院の建て替えが進み，物理的環境はよくなってきているが，いま一度「文化的な最低限度の生活」を満たしているか考えてみることも必要だろう。

また，医療保護入院制度についても，「何人も，法律の定める手続によらなければ，その生命若しくは自由を奪われ，又はその他の刑罰を科せられない（第31条）」「何人も，いかなる奴隷的拘束も受けない（第18条）」という人身の自由を侵害しているとの議論がある。多くの入院患者が，「無理矢理入院させられたという怒り」「自分のいうことを聞いてもらえなかった」という経験を語る[4]。第三者の生命・身体が危険にさらされている場合の措置入院とは異なり，医療保護入院は欧米にはない制度で，司法の判断なしに指定医と家族の判断で人身の自由を奪ってしまう。

さらに，「検閲は，これをしてはならない。通信の秘密は，これを侵してはならない（第21条）」や「何人も，その住居，書類及び所持品について，侵入，捜索及び押収を受けることのない権利は，（中略）令状がなければ，侵されない（第35条）」も憲法で保障されている。すべての手紙・荷物は開封してからでないと渡さないという病院はさすがに極めて少なくなったが，所

持品（買ってきた物を含む）のチェックをしているところは多いと思われる。

隔離・拘束については，すでに述べたが，「何人も，いかなる奴隷的拘束も受けない（第18条）」権利を尊重しなければならないことは言うまでもない。そのため，精神保健福祉法で隔離・拘束が認められるための要件（切迫性，非代替性，一時性）が定められている。イギリスなどでは器具（拘束帯）を用いた拘束は禁止されているが，日本では入院患者数の減少にもかかわらず，その数は増加を続け，2003（平成15）年から2018（平成30）年の間で2.2倍となっている[5]。さらに「精神保健及精神保健及び精神障害者福祉に関する法律第三十七条第一項 の規定に基づき厚生労働大臣が定める基準（厚生省告示第百三十号）」で「できる限り早期に」ほかの方法に切り替えるよう求めているが，1096日（3年余り）にもわたって拘束を継続されていた例もある[6]。どのくらいの期間が「できる限り早期」なのか，書かれていないので3年間の拘束も違法とは言えないのだろうが，憲法に照らして認められることだろうか。

看護学生が学び損ねる法的責任

刑法も，看護学教育で取り上げられることの少ない法律だろう。唯一，助産師の守秘義務違反は，保助看法でなく刑法（第134条第1項）に問われることくらいか。傷害や脅迫，窃盗，強制わいせつなどを行うと刑法に問われるが，傷つけてはならないなどというのはあたりまえということだろう。しかし，新人看護師がまだ行ったこともない処置をするよう先輩から指示さ

れ，どこにどうすればいいか自信のないまま勘で実施したことがあったというケース[7]では，失敗すると過失傷害，最悪過失致死に問われることがあるとわかっていたとは思えない。同様に，拘束中の窒息，肺塞栓症で死亡などということになれば，過失致死ということだってあり得る。

看護師が，みずからの行為の適法性（違法性）をわがこととして認識することはあまりない。看護学教育では，プライバシーの保護，守秘義務については実習のたびに確認される。しかし，概論をはじめとする授業では，看護は生活にかかわるもので，ケアリングが重要といったことが強調される。学生の看護計画には必ず，不安の軽減といった精神的支援が登場する。おまけに資格を持たない看護学生が侵襲的な処置を行う機会は，現在ではほとんど与えられない。そのため，看護師が過失責任を問われたケースについて学んでも，実感が伴わないのかもしれない。

さらに，学校にいるときは，いじめという名の暴行があっても，かばんから財布を抜き取られても，教師に訴えるのがせいぜいで，学校の外に出ることはない。医療の場でも同様の構図があり，入院中に金品を盗まれても警察に届ける人はほとんどいない。程度の問題もあるが，治外法権のような感覚があり，それが看護師を含む医療者の感覚をまひさせているのではないか。精神科でくり返されてきた数々の患者への暴行事件をみると，精神科が閉鎖空間であるからだけでなく，病院という場そのものが影響しているのではないかと思われる。

過去の事件から学ぶ

1984（昭和59）年に明らかになった宇都宮病院事件は，看護師によるリンチで患者が死亡というショッキングな見出しで全国紙の一面で報道され，日本中を震撼させた。この事件を契機として，非自発的入院を原則とした精神衛生法は，任意入院を中心とする精神保健法へと改められた。しかし，それ以降も精神科病院における「事件」はなくなってはいない。

そんな「事件」を起こすようなひどい病院で働く看護師はどんな気持ちでいたのだろうか……と知りたくなり，インタビューを行ったことがある。対象者は患者に対して暴力をふるったりはしておらず，最終的に内部告発に動いた勇気ある看護者だが，話を聞いてみるとみな，ほかの職員より有能で，指示されたことを忠実に実施する仕事熱心な方々だった。こんなことをしていいのか，と思うようなことも，「精神科ではこうするもの」「どこでもこんなふうにしている」と言われ，だんだん慣れていって，架空請求やカルテ類の虚偽記載を行ったという[8,9]。

みんなが普通にやっていることを，自分1人がおかしいと言い続けることは容易ではない。このような職場にいたら，私も，そしてあなたも不正に手を貸していたかもしれない。昨今では，行動制限最小化や退院促進の取り組みが進み，私物の持ち込み制限などを少なくするなど人権に配慮した取り組みを進めているところ[10]もある。精神科医療にかかわる職員の意識も変わってきた。

法を「知る」から「知って考える」へ

すでに述べたように，あらためて憲法を見直してみると，医療保護入院や隔離・拘束，さらには私物のチェックなど，精神科の臨床で日常的に行っていることは，憲法に反しているのではないかとの疑問をもってしまう。適切な手続きをしているから，法律には反していないから，というのは，看護がめざすべきことと大きく異なる。

私が臨床で働いていたとき，こっそり手招きして「あんたは，こんなところにいる人じゃない。もっといい病院に移ったほうがいい」と心配してくれた患者さん，レクのバレーボールで相手チームに届くサーブを打てない私につきっきりで特訓してくれた患者さん……みんな自分が精神的に大きなストレスを抱えているのに，ほかの人のことを心配し，思いやりを示してくれた。精神科看護の対象は，こういった心優しき方々である。

看護学教育において，法について「知ること」は求められるが，「考えること（自分で判断すること）」は求められない。しかし，自分で考える，判断する，ということをしないと，自分のいる臨床で行われていることを無批判に受け入れることになってしまう。精神科領域では，基本的な人権を侵害しかねない制限を課すことが認められており，だからこそ，過剰な制限とならないよう精神保健福祉法で規制している。

コンプライアンスの重視とともに，患者の安全への意識が高まり，事故が起きないようにする「配慮」が求められるようになった。隔離や拘束の増加は，このことと無関係ではないだろ

う。立ち上がったり，歩き回ったりして骨折すると大変だから，ほかの人の持ち物を触ってしまうのでトラブルになると大変だから…さまざまな事故を防ぎたいとの思いが過剰な制限につながってしまう。しかし，この発想を逆にした病院[10]もある。まずは「拘束ゼロ」をめざす，そのために観察を強化し拘束を外してみる，患者の家族にもその方針を伝え理解を得る，何かあっても院長が病院トップとして責任をもつことを明確にするといった取り組みを行い，ほぼゼロに近いところまで減らすことに成功している。

　看護の対象となる方々のためにも，そして看護師自身を守るためにも，法を知るだけでなく，その目的や理念を理解し，知って考えてみよう。精神科の臨床にはじめて行ったとき，さまざまなことに違和感をもったことと思う。その違和感に慣れてしまうのではなく，患者にとってこれでいいのか，最初から，無理と諦め，できない理由を並べるのではなく，どうしたら理想を実現できるか，どうしたら入院している方々の生活をよりよいものにできるかを自分の頭で考え続けてほしい。

〈引用・参考文献〉
1）大阪精神医療人権センター：扉よひらけ⑧ 大阪精神科病院事情ありのまま2020．認定NPO法人大阪精神医療人権センター，2020．
2）松澤和正：臨床で書く 精神科看護のエスノグラフィー．医学書院，2008．
3）厚生労働省：精神保健福祉資料．https://www.ncnp.go.jp/nimh/seisaku/data/（2021年7月23日最終閲覧）
4）遠塚谷冨美子，吉池毅志，竹端寛，河野和永，三品桂子：精神病院時代の終焉 当事者主体の支援に向かって．晃洋書房，2016．
5）加藤博之，長谷川利夫：「精神保健福祉資料」（630調査）から考える精神科病院の身体拘束実施状況．川崎市立看護短期大学紀要，25（1），p.1-14，2020．
6）長谷川利夫：隔離・身体拘束の急増に今，何をすべきか？ 精神科医療における隔離・身体拘束実態調査 その急増の背景要因を探り縮減への道筋を考える．病院・地域精神医学，59（1），p.18-21，2016．
7）中村美起，大西香代子：新人看護師の倫理的規範とその変化．鈴鹿医療科学大学紀要，26，p.35-50，2019．
8）大西香代子，羽山由美子：患者虐待が行われていた精神病院に勤務していた職員の語り．病院・地域精神医学，49（4），p.334-335，2007．
9）Kayoko Ohnishi,Yumiko Hayama,Shinji Kosugi：An analysis of patient rights violations in psychiatric hospitals in Japan after the enactment of the Mental Health Act of 1987. Issues in Mental Health Nursing, 29（12），p.1290-1303, 2008.
10）都立松沢病院：松沢病院通信，Vol.46. https://www.byouin.metro.tokyo.lg.jp/matsuzawa/wp-content/uploads/2018/12/matsuzawa_46_1105.pdf（2021年7月25日最終閲覧）

法律をとおして看護師としての業務を見直す

患者本位のケアを

執筆者

一般財団法人療道協会西山病院
（京都府長岡京市）
実習指導責任者
條谷洋司 じょうたに ひろつぐ

はじめに

まず，法律を順守するということは，私たち医療者自身を守る行為であると筆者は考えています。もし自分が行った業務になんらかの疑義が投げかけられた場合でも，法律に定められた手続きを適切に踏みながら業務を進めていたことが客観的に明確になるのであれば，私たちはその疑義に対してみずからの業務の正当性を主張できるわけです。ただこの場合，私たちの業務の適正性を証明するのは看護記録の記載内容であり，こうした意味でも自分が行った業務が適切に看護記録に記載されているということは，私たちが看護を行っていくうえでは，最重要であることはいうまでもありません。

このことに加え，精神医療をとりまく法律を順守するということは，当然のことながら，私たちがケアを提供する患者の安寧を守るということでもあります。法律を順守することで，直接的にいえば，何かと制限の発生することの多い患者の入院生活において「不当な処遇をなさなかったり，制限を可能な限り最小化したりする」ことが可能となりますし，間接的にいえば，本稿のメインテーマである，「あらためて法律をとおして看護師としての自分の業務や役割を見直すことで，患者に提供される看護を患者本位

のものとする」ことができるようになるのです。本稿は，いくつかの例をあげながら，私たち看護師を取り巻く法律あるいは関係法規を意識することで看護業務はどう律せられるのかを検討していきたいと思います。

身近なところにあるリスク
―写真撮影やその投稿について

　患者さんがスマートフォンをもって入院するというケースは一般的になりました。病院によって取り決めは細かく異なるでしょうが，使用（あるいは持ち込みの許可・不許可そのもの）に関する取り決めをし，誓約書に署名していただくことが多いと思います。たとえば持ち込みが許可された場合，問題になりがちなのが写真の扱いです。現代ではSNSを通じた写真の共有は常識ですが，こと病院内となると事情が異なります。私の経験でも，ある患者さんが，同室者の患者さんが誕生日だったので，一緒に写真を撮ったのですが，その写真をSNSにアップしようとしていました。たまたま，その様子を見ていたので，個人情報の漏洩にあたることをご説明し，アップされることは防ぐことができましたが，職員が身近にいないときにそうしたことが行われていたとしたら，防ぎようがありません。そのため，制限を加えることを最小にするためには，事前に使用についての取り決めを個別に行う必要があります。

　家族も同様です。面会にいらっしゃったときに，偶然，自分の知っているご近所さんが入院しているのをみかけ，ついつい知り合いに教えてしまうということはあり得ます。これが

LINEなどであれば個人とのやり取りで済みますが（もちろんこれもあってはなりませんが），SNSで不特定多数の人間に共有されてしまうと，被害は甚大です。取り返しがつきません。病院で個人情報保護方針（プライバシーポリシー）を提示していても，面会に来た家族が必ずしもそれを読んで理解するとは限りません。できるかぎり，面談などの機会を通じて，個人に関する情報をしっかりと説明していかなければなりません。ふとしたことがきっかけで個人情報が漏洩してからでは遅いのです。最新の注意をはかる必要があります。

　盲点なのは，患者の処遇に関してネガティブな印象をもった家族の場合です。たとえば隔離室に入っているという場合，「入院した自分の親や子どもがこんな処遇を受けているのが許せない」と思えば，写真をとって"証拠"を残そうと思うのも無理はありません。場合によっては告発のためにSNSに投稿するということも考えられます。

　こうした状況はそうそうあるわけではありませんが，可能性は十分あります。そのため，常日ごろから「主治医から家族に対して，処遇に関してどのような説明がなされたのか。そしてその説明に対して家族は納得されたのか」ということをスタッフ間で情報を共有する意識をもつことが必要となります。「きっと誰かが説明をしていて家族（本人）も納得しているはずだ」という思い込みは重大なコミュニケーションエラーを招くため，注意が必要となります。

　また，家族が「患者の処遇に関してネガティブな印象」をもつのは何も自分にかかわりのある方の処遇だけではありません。たまたま面会に来た家族が，看護師が患者に対して拙い対応

（言動）をしているのをまのあたりにして,「この病院の看護師はなっていない！」と写真を撮影してSNSに投稿しようとする場合も考えられます。常日ごろから患者に対する細やかな接遇を心がけることは,そうした事態を招かないためにも重要なことです。ただ,ここで接遇について強調したのは「誰かから非難をされるから接遇をよくしておきましょう」ということを述べたかったわけではなく,日ごろからの接遇の心がけにより,不要な誤解やその後のトラブルが避けられる,つまり,個人情報の漏洩を避けるという意識が,日々の看護実践を律するということです。

なお,「『医療・介護関係事業者における個人情報の適切な取扱いのためのガイダンス』に関するQ&A（事例集）／平成29年5月30日厚生労働省個人情報保護委員会事務局」では,「仮に個人データの漏えいが発生した場合,従業者も個人情報保護法に基づき罰せられるのでしょうか」という設問に対して,「個人情報保護法では,個人情報取扱事業者に対する義務等が課せられていますので,個人データの漏えいが発生した場合には,事業者における安全管理措置や従業者への監督義務が適切に行われていなかったのではないかということで責任を負う可能性があります」としています。

また上述のケースの場合,当然,肖像権・プライバシー権の侵害を理由とする損害賠償請求がなされる可能性があります。

さてここまで,患者さんやご家族による「個人情報の漏洩」をいかにして防ぐかということを主に述べてきましたが,「個人情報の漏洩」はもちろん患者さん・ご家族だけが原因で生じるものではありません。医療者自身による認識の甘さから,予想もしない形で患者の個人情報が漏れる場合もあります。日々の振る舞いに気をつけておきたいところです。

私物管理の課題と法律―「診療の補助」「療養上の世話」をどう考えるか

保健師助産師看護師法に規定されている看護師の役割。あらためて確認していきたいと思います。

第五条　この法律において「看護師」とは,厚生労働大臣の免許を受けて,傷病者若しくはじよく婦に対する療養上の世話又は診療の補助を行うことを業とする者をいう。

1）「療養上の世話」

注目してほしいのは「厚生労働大臣の免許を受けて」という点です。現場でよく聞くのは,「医師の指示を受けて」ととらえている傾向にあり,医師に指示を仰ぐことに主眼になっていますが,条文には「厚生労働大臣の免許を受けて」と記載しており医師のことは何も言及されていません。つまり,看護業務は医師の指示を受けることのみではなく,「厚生労働大臣の免許を受け」た専門家として,看護師の判断を主眼におき看護介入を実施することが必要であると提唱されているのではないでしょうか。

さて,まず取り上げたいのは「療養上の世話」についてです。「診療の補助」が比較的,医師の行う医行為への補助であるのに対して,「療養上の世話」は本来,看護師の独自の機能が発揮される領域だと考えます。以下では,「療養上の世

話」に関し私物管理の問題に触れながら検討していきたいと思います。

　ある患者さんの処遇に関して、「ボールペンをもってもらうか否か」が検討されていました。出された意見は、「手紙をたくさん書いて、それを受け取った家族が困るんじゃないか」「壁に落書きするんじゃないか」「ペンを使って誰かを傷つけるのではないか」というものでした。「主治医に『この方、ボールペンをもってもらっていいか』と聞いてみたらいいんじゃないか」という意見まで出ました。こうしたやりとりを、看護師の役割としてもとめられている「療養上の世話」の点からみるとどうでしょうか？　考えるまでもなく、「主治医に判断を預ける」ではなく、看護師が専門的なアセスメントを行い、臨床的な判断を下すということが、「療養上の世話」としてそう考え方だと思いますが、いかがでしょうか。あえていえば、そのアセスメントさえ適切に行って判断できれば、主治医には事後報告でもよいのではないでしょうか。少なくても、看護をそのレベルにまで引き上げる必要はあるだろうと思います。

　精神科看護でよくみられるこうした私物管理。制限することに対することに躊躇はないしいくらでもその理由をあげることができるが、緩和することに関してはとまどうということが往々にしてあります。本来は逆であるべきです。どう制限するかではなくて、どう緩和するかを念頭に検討をしたいところです。もちろん、判断には責任が生じるので、自分のその判断によって何か問題が生じるという不安が出てくるものですが、そうした責任を分散するためにもカンファレンスを密にしてコミュニケーションをとっていく必要があります。

2) セルフケアの視点で私物の制限をあらためて考える

　本来は私物管理の制限をするのであれば、患者さんに同意を得たうえで行うべきですが、「この患者さんはいま理解できない状態だ」と判断してしまい、家族に管理してもらったり、場合によっては持ち帰ってもらうということがあります。よくよく考えれば、精神科以外ではそうしたことはあまり考えにくいものです。「あれ？自分の○○どこへ持っていったのですか？」という患者さんに「家族に持って帰ってもらいましたよ」と答えるというのは、常識的に考えれば、その患者さんの意志や尊厳をないがしろにする行為です。

　こうした場合、「統合失調症の慢性期だから」「認知症だから」と理由をつけて管理を正当化することもありますが、百歩譲って認知機能が低下していたとしても、どこまで個別に状態を把握できているか、ケアによる改善をはかる余地があるのかないのか、という観点は常に念頭においておく必要があります。たとえば、認知症の症状によってよくものを失くしてしまうため私物管理を制限する場合、BPSD（行動・心理症状）は適切なケアによって落ちつきますので、「認知症だから」というだけの判断は避けてほしいところです。

　ここで重要な観点は「セルフケア」です。患者自身が自己決定でき、みずからを安寧させる能力を看護師がアセスメントし、その能力を引き上げるようなケアを提供する。その前提を無視して、「一律管理」することは、セルフケアを"査定"するという看護の中核的な業務を放棄していることにもなります。

　みんながうすうす違和感を抱えている私物管

理ですが，保健師助産師看護師法における「療養上の世話」という文言を思い返し，看護師として行うべきは，制限の理由をたくさんあげることではなくて，専門的なアセスメントから導きだされる「緩和の可能性」を探り，患者のセルフケアを向上させる看護をめざしていってほしいと思います。

3）「診療の補助」業務について

かつて急性期治療病棟で薬物療法に関する患者さんニーズについて調査研究[1]を行ったことがあります。結果からいえば，約9割近くの患者さんは，「薬の知識の乏しさ」を認識しており，なおかつ約8割以上の患者さんは「薬は必要だと」考えていたことが，その研究ではあきらかになりました。少なくともこの研究からいえることは，患者さんの多くは何も情報を与えられずに薬を飲んでいるということです。

ひるがえって精神科における薬物療法に関しては，少なからず薬に対して苦手意識をもっている看護師が多いことと思われます。もちろん薬の処方権は医師にありますが，処方を決定する際の情報収集は，医師1人の力では限界があります。そこで日常から患者さんにいちばん身近で接している看護師による，アセスメントを通じた医師への情報提供が重要となります。これは，薬物療法における「診療の補助」業務です。

また，薬をめぐる患者との対話を通じて，患者の服薬に関する体感を聞きとるということも薬物療法看護においては重要な情報収集の作業です。このとき，薬物療法に関する知識に自信がないために，「薬に関しては主治医に聞いてください」というのでは，必要な情報が得られません。看護師は向精神薬に関して，医師や薬剤師と同等の知識をもたねばならない，ということでは必ずしもありませんが，「ここまでの私の説明で，もしまだわからない点があれば，主治医に聞いてみるのはどうでしょうか」といえるくらいの対話は「診療の補助」業務として行いたいところです。

隔離の要件とずれた
看護記録の記載をめぐって

「精神保健及び精神障害者福祉に関する法律第三十七条第一項の規定に基づき厚生労働大臣が定める基準（厚生省告示第百三十号）」では，患者の隔離について，対象となる患者に関する事項を以下のように定めています。

隔離の対象となる患者は，主として次のような場合に該当すると認められる患者であり，隔離以外によい代替方法がない場合において行われるものとする。
（ア）他の患者との人間関係を著しく損なうおそれがある等，その言動が患者の病状の経過や予後に著しく悪く影響する場合
（イ）自殺企図又は自傷行為が切迫している場合
（ウ）他の患者に対する暴力行為や著しい迷惑行為，器物破損行為が認められ，他の方法ではこれを防ぎきれない場合
（エ）急性精神運動興奮等のため，不穏，多動，爆発性などが目立ち，一般の精神病室では医療又は保護を図ることが著しく困難な場合
（オ）身体的合併症を有する患者について，検

査及び処置等のため，隔離が必要な場合

　各臨床では上記のような要件を順守しながら，患者への処遇を行っていると思いますが，これが看護記録に記載される場合，たとえば「患者さんに安静を保ってもらうために保護室に入出」「刺激の少ない環境を提供するために保護室に入出」などの表現になってしまう。上述の例は隔離の要件ではまったくありません。看護師間の会話のなかでこのような表現が出てくるぶんにはまだそれほど重大ではありませんが，冒頭で述べたように，私たちの業務の適正性を証明する看護記録にこのような記載があった場合，隔離の要件にのっとっていない状況で隔離をしてしまったことになります。もしカルテの開示請求がなされたら，客観的にみて「不当な医療行為がなされた」と思われてしまう可能性があります。

　看護師というのは，患者さんとの距離がもっとも近い存在です。そうした距離でかかわるなかでは，ほかの患者さんとの人間関係も含めて，不穏に通じるようなあらゆる刺激に関して全体をとおしてみられる。看護師の観察によって「不穏が著しい」と判断されれば，主治医に報告して，隔離という判断がなされるのですが，ここで趣旨がずれる。患者さんに対して，「この人は刺激の少ない環境での安静が必要であり，隔離が必要なのだ」と考えてしまうために，そのまま看護記録に書いてしまう。本来であれば，隔離の目的は，不穏が著しく一般病室では対応できないためという要件が必要なのにもかかわらず，「この患者さんはいまとても刺激がある状況だから保護室が必要なのだ」との判断が優先し，その判断を「焦燥感が著しくイライラを訴

えるためそのまま隔離になった」とそのまま記載してしまい，主治医の診療録と看護記録の記載内容がずれる。そこは隔離の要件や目的は何かという点に立ち戻って，適切な看護記録として残さないといけません。そうすれば観察や看護介入も変わってきます。本来であればほかの患者さんとのトラブルが刺激になっている状況があれば，観察や看護介入をし，それでも対人関係が改善しなければ主治医に報告して，その内容を看護記録に記載すれば，診療録と看護記録のずれの発生は防げると思います。

生活様式の変化と制限について

　前述した「基準（厚生省告示第百三十号）」では，通信・面会についての「基本的な考え方」として，以下のように定めています。

（一）精神科病院入院患者の院外にある者との通信及び来院者との面会（以下「通信・面会」という）は，患者と家族，地域社会等との接触を保ち，医療上も重要な意義を有するとともに，患者の人権の観点からも重要な意義を有するものであり，原則として自由に行われることが必要である。

（二）通信・面会は基本的に自由であることを，文書又は口頭により，患者及びその家族等（精神保健及び精神障害者福祉に関する法律（昭和二十五年法律第百二十三号）第三十三条第二項に規定する家族等をいう。以下同じ）その他の関係者に伝えることが必要である。

（三）電話及び面会に関しては患者の医療又は保護に欠くことのできない限度での制限が行

われる場合があるが，これは，病状の悪化を招き，あるいは治療効果を妨げる等，医療又は保護の上で合理的な理由がある場合であつて，かつ，合理的な方法及び範囲における制限に限られるものであり，個々の患者の医療又は保護の上での必要性を慎重に判断して決定すべきものである。

　精神保健福祉法やそれに付随する告示などが定められた当時といまでは生活状況は大きく異なります。たとえば通信1つとっても，精神保健福祉法における通信が想定しているのは，おそらく病棟のなかにある公衆電話だと思います。しかしいまは，ほとんどの人が携帯電話をもつ時代です。さらにいえば，私たちと同じように患者さんの多くが，LINEに代表されるようなメッセージ・トークアプリなどを使用しています。

　多くの病院ではスマートフォンの持ち込み関して，使える時間・場所などの細かな使用条件を定めているようですが，先の文言では，通信に関して「患者の人権の観点からも重要な意義を有するものであり，原則として自由に行われることが必要である」とあるように，どこまで制限が許容されるかは検討の余地があるでしょう。いまや生活の一部となっているスマートフォンやそれを使った通信ですから，やはり安易に制限をかけることは回避していかなければと思いますし，「どう制限するかではなくて，どう緩和するか」を考えていきたいところですが，現場ではそうは言っていられない状況もあります。

　たとえば，躁状態で入院中の患者さんが，なにやら猛烈にLINEで外部と連絡をとっている。

仕事の段取りをしているらしい。この患者さんは仕事上，大切なやりとりしているかもしれないし，症状に影響を受けているかもしれない。そこで，半ば強制的に携帯を取り上げたことで，仕事に損害が生じるという可能性を考えた場合，安易に預かりとしていいのか。通信の自由を奪っていないのか。看護記録にはどのように記載するのか。やはりそこには精神科看護師としての専門的な視点からのアセスメントであったり，セルフケアの観点からの判断であったりが欠かせません。精神症状のアセスメントやセルフケアの査定をしたうえで，スマートフォンを預かる必要があると判断したときは，患者さんに理解や同意が得られるよう説明をし，預かるというのがいちばん望ましい介入だと思います。その介入には，普段からの患者さんとのコミュニケーションであり，信頼関係の構築が必須であるということは言うまでもありません。

「迷って考える」という倫理的態度　―おわりに代えて

　精神医療と関係法規そしてその枠のなかで行われる看護業務について述べてきましたが，あらためて関係法規と目の前の現象を照らし合わせた場合，「個々の局面での判断の難しさや迷い」からは簡単には逃れられないこと痛感します。あえていえば，その「難しさや迷い」に立ち戻るということが，法律への理解を通じた「患者に提供される看護を患者本位のものとする」ための近道なのかもしれません。

　隔離中の患者さんが「電話をかけさせてください」と要求した場合。精神保健福祉法をしっ

かりと学んだ看護師であれば，その権利があることを知っていますので，「この状態でどのように電話をかけてもらったらいいのか」を考え，試行錯誤をします。もし法が求めるものを知らなければ，「なぜいまなのですか？」「症状が収まってからにしましょう」などと，相手に諦めさせる対話となってしまいます。「患者に提供される看護を患者本位のものとする」ためには，

どちらの態度が求められるのか，これは明確であると思います。法は医療者を律し，患者・家族を守るものなのです。

〈引用・参考文献〉
1）條谷洋司，中北勝彦，松田光信：精神科急性期治療病棟において薬物療法を受ける患者の認知状況．第34回日本看護学会論文集（成人看護Ⅱ），p.273-275，2003.

〈対談〉法律と臨床そして倫理をめぐって
規範としての法律とその先にある倫理の実践

執筆者

東都大学ヒューマンケア学部看護学科
（埼玉県深谷市）
教授
辻脇邦彦 つじわき くにひこ

特定非営利活動法人精神医療サポートセンター
訪問看護ステーションいしずえ（大阪府泉佐野市）代表理事／精神科認定看護師／精神看護専門看護師
田邉友也 たなべ ともや

法律は看護業務遂行の基盤となるもの。だが臨床上の諸課題すべてを法律によってさばくことはできない。そこで法律の先にある諸課題に取り組むために，倫理という局面からの検討が必要となる。その検討はむろん，看護師自身のあり方——倫理的なあり方とはどのようなものか，という検討抜きにはあり得ない。精神科看護における倫理とは。倫理的であることとは。

臨床と法律

編集部　そもそも臨床の場でスタッフナースが精神医療・看護に関連する法律を強く意識することはあるのでしょうか？

辻脇　管理職ならば意識しなければいけないのですが，法律自体は看護の業務に落とし込まれているので，スタッフナースがあえて意識することはないと思います。ただ，なんらかのアクシデントやインシデントが発生した場合にはさまざまに意識するでしょうね。そうしたこと以外では，各病院で整備されている業務を遂行するうえでのマニュアルにもとづいて看護業務

を遂行していれば，法律上の問題は，一応はクリアするようにできていると思います。

田邉 表面的にはですね。

辻脇 そういった意味では「法律は守られている」とはいえますが，ただ多くの場合，本当の意味での法律をどう考えるかとか，また，法律ではさばききれない問題を倫理的にどう解釈するかというところまで日常的に検討を重ねるというところまではやれていない病院は多いのではないかと思います。

田邉 もちろん，いろいろな臨床の場面に関してさまざまな関係法規に合わせて思考することは看護業務を律するという意味で重要ですが，場合によっては不十分な（あるいは誤解した）法律の解釈で臨床場面や自分たちの業務をとらえていることもあると感じています。たとえば本特集で言及されている，保助看法の「診療の補助」と「療養上の世話」にかかわるところです。

辻脇 この法律が制定された時代といまでは，「診療の補助」と「療養上の世話」がいわんとすることが異なってきているはずです。多くの精神科看護師が訪問看護に働く場を移しつつあるいま，「療養上の世話」における「療養」の従来のイメージをとらえ直す必要があると思います。従来的な「療養」のイメージよりは，むしろ「現実的な問題への支援」「生きにくさへの支援」というように，地域生活のなかで起こるさまざまな事象をとらえるより広い視野を要求されています。こうした視野をもつと，私たち看護師が行う支援には，その人の精神症状だけに向けたものだけではなく，その精神症状に影響を与える人間関係を含めた環境すべてが含まれてきます。

田邉 そうですね。「世話」という言葉遣いも実は気になっているのですが。「世話」じゃちょっと上から目線じゃないですか。少なくとも対象者との対等性がイメージできない。「支援」と読み替えたほうがTrauma-Informed Care（以下，TIC）的観点にはそっていると思いますね。

それはさておき，地域ケアにおいて，家族機能の調整，社会資源の活用，多職種多機関とのコーディネート……，「療養上の世話」として求められるものは広い。私が従事している訪問看護では実践を通じて自然と従来のイメージと異なる「療養」の認識をもつことができますが，病棟の場合は専門分化がなされているという事情もあり，なかなか認識しづらい。病棟看護においても，こうした認識の刷新も必要だと思います。

辻脇 退院支援であれば，実際の調整の部分はPSWに引き継いでしまいますしね。だから，なかなか病棟でできる範囲を超えて看護としての業務を拡大するイメージをもつのは難しい。どうしても病棟のなかの業務に終始しますから。業務改善というレベルでは取り組んでいる人たちは多いですが。

田邉 病棟のなかで他職種の仕事と看護師の仕事がオーバーラップする部分もあっていいと思うのです。むしろそのほうが患者さんに提供される支援の質は高まる。ただ，そのことを"越権行為"だと指摘される場合があることも事実。医者の処方の精度を高めるような診療の補助を行うことに対して，「看護がなんでそんなことまでするんだ」という反応がむしろ看護側から生じることがその最たるものです。

辻脇 隔離・身体的拘束についても同じようなことがいえるでしょうね。隔離・身体的拘

束に関しては医師の判断するものだからと，看護師がそれをしないためにどのような看護を提供するのか，そもそも隔離・身体的拘束はゼロであるべきではないのか，という検証ができなくなっている状況もあるのではないかと思います。

田邉 先ほど「不十分な（あるいは誤解した）法律の解釈によって自分たちの臨床業務をとらえてしまっている」といったのはまさにその点で，「診療の補助」の誤解釈は広く浸透してしまっているのではないかという疑念です。

私自身，病棟勤務時代と比べたとき，法文としての「診療の補助」への意識は変わらないのですが，訪問看護に従事することで，「これまでずっと考えていた，あるべき『診療の補助』の業務が実際にできるようになった」と実感しています。

辻脇 病院のなかにいると「治療対象としての患者（いわゆる医学モデル的な見方）」という視点をもちやすく，患者の意思決定も大方の部分で医療者側が主導権を握ってしまう。しかしいったん患者が地域に退院していければ，決定する権利はその人自身に戻り，主体性が活かされるチャンスが出てくる。田邉さんが「これまでずっと考えていた，あるべき『診療の補助』の業務が実際にできるようになった」というのは，訪問看護というフィールドで医療の枠組みを取り払って利用者さんと向き合えるので，社会モデル的な視点に立って患者本位で考え看護を提供できるようになったから，より本人の回復に寄与できるようになったということだと思います。

田邉 そうですね。そのことに関連して，私が代表を務める訪問看護ステーションのスタッフが執筆した記事[1] では次のように書いていました。

地域に出てみて，精神科看護の難しさと，自身の未熟さを痛感しているところであるが，地域における精神科看護では，病院勤務時代よりも「看護過程の展開」を意識しなければならないことを実感している。自身の声かけや立ち振る舞い，対話など，どれも重要な看護過程の構成要素であり，目の前で助けを求めている方の病状に影響するということを，この1か月で身に染みて感じるばかりである。

この文章を受けて，私はこのスタッフが書いた難しさの背景には何があるんだろうかと思い，文章を寄せました。いま辻脇先生が言ってくれたことと呼応しているので，要点だけ再掲させてください。

地域での看護で看護過程を意識できず十分なケアが提供されなかった場合，ケアの受け手は訪問看護を不要と判断し，訪問看護の物理的契約の解除という権利を（保障されやすく）行使しやすい。このように，不十分なケアの帰結には物理的契約の解除という明確な形が存在する。病院内での看護はどうだろうか。十分な看護が展開されなかった場合，ケアの受け手が看護を不要と判断しても，ケアの受け手（側）に要因があると片づけられがちで，看護を提供する側に問題があったという解釈にはつながりにくい。物理的契約の解除という形にもつながりにくいため，不十分なケアに対しての看護者側の反省にも結びつきにくい。

　私がこの文章で言いたかったのは，要するに，このスタッフが地域に出てみてはじめて感じた精神科看護の難しさは，本来であれば病院のなかでも感じられるものであったはず，ということです。

　辻脇　薬物療法でも同じようなことが言えるよね。患者の拒薬という問題も，本来は拒否する権利が認められていて，「飲まない」という選択がなされた場合，患者と医療者の間で「じゃあどうするか」という対話が行われる必要がある。でも実際の病院内では，拒薬されたところで一方的な説得によって服薬させてしまうために，ここで言及されているような「難しさ」を感じる機会も少ない。公平を期していえば「拒薬の権利」を認める病院もだいぶ増えてはきています。ただ，病院から地域に出てみると，そのようなかかわりは通用しない。「この訪問看護師は管理的だ」と利用者さんが感じれば，訪問看護の契約は破棄されるという「難しさ」に直面する。

　田邉　地域に出てみて，「難しさ」に直面してくれるぶんには，まだ救いはありますけどね。

　辻脇　「薬飲んでいますか？　飲まないと入院になっちゃいますよ」というようなことを利用者さんに言ってしまうような訪問看護師もいると聞きますからね。

　田邉　病院からもち出すべきではない，管理的なかかわりに代表されるような拙いかかわりの仕方を地域でも継続してしまう。これは訪問看護に従事する精神科看護師がどんどんと増えていく現状において，私が懸念していることです。

法の順守を支える看護技術

　辻脇　かつて精神科認定看護師の領域が分かれていた時代に，行動制限最小化の精神科認定看護師と勉強を重ねていた際には，精神科認定看護師は病院のなかでリーダーシップをとって動く立場なので，法律を正しく解釈して理解しておかなければいけないのは当然のこと，そうしたリーガルマインドを病院の教育や業務のなかに落とし込んでいく必要性を伝えていました。「行動制限に関する関係法規ではこのように謳われている」という知識を得ただけでは，行動制限最小化は実現しないと考えていたからです。法律を知り，理解し，それが求めるところを実現するための看護技術を磨き，それをシステムに落とし込む。私たちがめざしていたのは，そのような形でした。

　ちなみに，日本精神科看護協会が出している「精神科看護職の倫理綱領」が2021（令和3）年5月15日に改正されました。そこでは，倫理的な組織文化の構築として組織の自浄作用に言及しているほか，個人の権利を擁護する役割，つまりアドボケーターとしての役割も明記されました。この点についても，組織のなかのシステムとして落とし込むことで，より理解は深まるだろうし，それにそった行動ができるようになると思います。

　いずれにしても単に法律を知れば，法律が求めるとおりに行動できるかといえばそうでないし，単に権利擁護について知れば，アドボケーターとして適切に振る舞えるわけではない。組織として集団を動かす場合，どう教育や業務のなかにそれをシステムとして落とし込むかが重

要なのです。

田邉 私も同感で，病棟勤務時代には質を落とさずに病院を守ることができると考えるマニュアルづくりを行った際に，それを組織の教育システムのなかに組み込みました。

ただ，法律というものを前面に出すと，法律を守っていればおのずと看護の質があがるとなかば無意識に認識していた人も少なからずいた印象です。しかし，法律はあくまで「この範囲を超えたらだめです」と示したものです。要するに私たちが看護を行っていくうえでのベースとなるもの。本来であれば，そこから先の実践，いま辻脇先生が言われた看護技術を磨いていくことにこそ注力しなければならない。

私の印象としては，（身体的拘束についていえば）「切迫性」「非代替性」「一時性」という部分にこだわるあまり，状態の悪化へのアセスメント——薬物療法やトラウマの影響，発達や甲状腺機能の問題など，広く現象をとらえる看護介入の必要性に関する議論は十分でなかったのではないかと考えています。先の三要件に関する議論は盛んであったけれど，実際の介入やケア技術に関する議論は少なかった印象があります。

辻脇 たしかにそういった傾向はあったろうと思います。三要件に関する議論だけをしているのでは，どこまでいっても「身体拘束をゼロにする」という観点に辿りつかないのです。その観点がないことで，結局のところ“例外的な患者”が出てきて，「この場合は身体拘束をするしかない」という判断が生まれることを許すことになってしまった。

田邉 そもそも，たとえば「切迫性」といっても，私からすれば「全然，切迫していない」と思うような状態でも，看護師によって——あえていえば経験や技術の乏しい看護師からすれば，どんな小さな状態の揺れも「切迫」ととらえてしまいます。

辻脇 そういったアセスメント能力の向上も含めて，精神科看護の技術を磨き，全体的な看護の質をあげて，それでもって「身体拘束ゼロ」をめざしていく必要があったのです。

規範としての法律と その先にある倫理の実践

編集部 今回の特集テーマは，「関係法規を振り返り導かれる看護の役割を考える—法律で律する看護業務」というものです。

田邉 先ほど述べたように法律は「この範囲を超えたらだめです」というもの。行動制限などこれまで病院のなかで行われてきた従来的な処遇の方法を根本から変えるものではない。現状の閉鎖的な精神医療をめぐるシステム変えていくため社会心理学における構造的な方略と心理的方略をかけあわせて，変えていくしかありません。その具体的な方法については別の機会で紹介できればと思っています。

辻脇 編集部が掲げるそのテーマを否定するわけではないですが，「三要件」と行動制限最小化の関連で如実なように，法律で規定できる部分には限界がある。だから，その先を考えること，結論からいってしまえば，倫理について考え，看護実践を行っていくことが必要になるのです。

編集部 倫理に関する院内外の講習は盛んに行われていると思いますが，倫理性が担保され

た看護実践というのは，なかなか浸透しがたいものなのでしょうか。

田邉 わかりにくい気がしますが，倫理性を担保した看護を現場に求めようとすると「とはいえ現場ではね……」という議論が出てきてしまうことは往々にしてあります。自分たちの現状を正当化してしまう，といったら言い過ぎでしょうが。

辻脇 その「とはいえ現場ではね……」を論理的に語ってもらって，そこから対話が生まれるぶんは建設的なのだけれど。

田邉 この雑誌でもたびたび語っていますが，「とはいえ現場ではね……」という発想自体がTICに反しています。なぜなら倫理的な課題を放置し，環境を改善しないどころか，それを正当化しているわけですから。

倫理的なあり方について私が看護学校などで伝えていく場合に，ここ数年はTICの観点から伝えています。あえて断言するのですが，TICを適切に実践するということは，倫理的な看護を実践することと同義です。いずれにしても，硬直した考え方をもつ個人や組織に対しては，TICのような，従来とは異なる観点から，変化を醸成させていくことが必要だろうと思います。

辻脇 なんかすごいね。でも，どのくらい効果があるんだろうね，TIC。

田邉 もちろん講義を聞くだけでは効果は薄いと思います。

辻脇 それはそうです。さて，話題を隔離・身体拘束（機械的拘束）に戻すと，現状を「身体拘束が完全にゼロになるまでの過程」ととらえ，隔離・身体的拘束が行われることをあえて容認する場合でも，現に隔離・身体拘束が処遇として存在する以上は，「する」という判断も「しない」という判断もどちらも倫理的ではないと考えられます。ただ「しない」というほうが，患者の自律を尊重した判断なので，「倫理的にはまだましな判断だ」と考えるのが妥当です。決してその判断が「正しい」ということではありません。

それを踏まえたうえで，こうした倫理的課題の渦中にいる精神科看護師には何が求められるのか。それはやはり，精神科看護の技術を磨くという責任です。たとえばそれはオープンダイアローグであったり，TICであったり，認知症患者のBPSDを減らしていく介入技術であったりの構築などです。現状を「身体拘束が完全にゼロになるまでの過程」とした以上，その技術を身につけ磨く努力がなければ，医療者として倫理的な配慮を欠いていると判断されてもしかたありません。こうした"技術を磨く"という観点を欠いたまま，「倫理とは」という教育を提供したとしても，いつまでたっても「身体拘束が完全にゼロになるまでの過程」のままで変化がないのではないかと思いますね。

こういうことを言っていると「じゃああなた自身は倫理の涵養のために何をしているんだ？」と言われてしまうので，言っておくと，自分は何もできないけど，いわゆる精神科救急の電話相談（トリアージ）と，措置診察の調査員の夜間の仕事を続けています。これは，自分自身が看護師として，より当事者中心の判断ができるかという課題に，常に自分自身に問い続けるために続けていることです。こういってよければ，自分自身の倫理性を高めています。

電話相談や措置診察の調査員をやっていると，本人を取り巻く関係者の倫理的な課題が見

えてきます。要するに，本人の意思が不在で，たとえば家族や周囲の都合によって処遇が決められかねない局面に遭遇するわけです。最終的には入院という判断が下されるにしても，そこまでのプロセスで，私も含めた関係各位がどこまで倫理的にふるまえるか，考えさせられることが多いのです。

田邉　患者さんの意思が尊重されづらい局面で倫理的課題が浮上してくることは多いですね。訪問看護でもできる限り入院しないように働きかけていますが，結果的には入院となる人もいるのが現実。ただ，ぎりぎりまで利用者さんと一緒に粘れたことが，TIC的にも意味がある。このふるまいがその方の入院後の予後に大きく影響する。一緒に粘ることができた経験そのものが，倫理的なものであると考えています。もちろん，倫理に適うかかわりができた，と自己満足するのではなく，どうやって早くに退院してもらうか，次に同じようなことが生じた場合，できることはなんだろうか，と考えていく必要があります。

倫理的対立と看護

編集部　これはくり返されている議論かもしれませんが，薬物療法はもとより，隔離にしても，医療の1つだともとらえることはできるわけですよね（隔離は「患者本人の医療又は保護を図ることを目的として行われるものとする」）。患者には医療を受ける権利があります。ここに立脚すれば，たとえば拒薬に関していえば，「現在，この患者さんは症状によって薬を飲むことの意味について判断ができない状態であ

る」という観点に立てば，単に「薬を飲みたくないなら飲まなくていい」と考えるのは，「治療を受ける権利」を十分に擁護しているとはいえないのではないか，という論理も成立するのではないでしょうか。同様に隔離についても，「隔離はしない」という判断は，「治療を受ける権利」と共存するのか，という課題もありますが，いかがでしょうか。

田邉　まず，精神科薬物療法の観点から対立すると思われる権利を考えてみますね。薬物療法という治療に関してですが，「拒否する権利」と「治療を受ける権利」が対立しているとみることもできます。しかし，それは表層的な価値の対立であるともいえるわけです。特に精神科医療においては，現実的に，拒否する（権利を行使する）ことで病状の悪化が見られない場合もあるわけです。逆に，薬物療法という治療を受ける（権利を行使する）ことで，病状をこじらせることがある。そもそも，治療を「拒否」したり，「受け」たりする権利というのは，"判断のその瞬間"には対立するように見えても，現実の臨床は続いていくわけですから，継続する対話の中で両方の権利を大切にしながら，その人が最良の方向に導かれるようにするということが本来的な権利擁護ということになるのだと思います。

　行動制限で考えてみても，隔離自体を治療と考える見方もありますが，TIC的にはトラウマでしかない。そう考えると，治療を受ける権利の視点からみても，必ずしも隔離することが治療を受ける権利とは言えないわけです。また逆に，隔離がトラウマになるからと言って，隔離しないことのほうが治療的だと考えた場合，（現在の治療・看護の質では一定の限界があるにも

かかわらず，そのことを考慮せず）隔離をしないということを貫き通したことで事故が起きてしまっては，結局，そのことをきっかけにより強制的な対応を行わざるを得なくこともあるでしょう。そうなると，隔離しないことが治療的だと言っていたことに矛盾が生じて，行為としては治療を受ける権利を行使したつもりが非治療的となる。

だからこそ，権利というものは，1つの事象のみで表面的にとらえてはいけないのです。それは事象と時間が複雑に絡み合ったものであり，状況に応じて，「拒否する権利」と「治療を受ける権利」が最大限活きるようにすること，その人の幸福を追求することが本来の権利の考え方なんです。そのように考えると，薬物療法を受けることが治療的であるとしか考えられない態度や，拒否することがその人にとって不利益になると決めつけたような態度こそが非倫理的だと言えるでしょう。その人にとってどうすること（どうあること）が，最大の利益を生む行為となるのかを考え続けることが倫理的だと言えるのではないでしょうか。

辻脇 ビーチャムとチルドレスが『生命医学倫理の諸原則』のなかで提唱した，倫理的な問題への判断の指針として"医療倫理の四原則"があります。「自律尊重原則」「善行原則」「無危害原則」「正義原則」という4つの原則にもとづいて検討を行っていくのですが，精神医療，特に入院医療においては，患者の自己決定がそもそも尊重されづらいことを考えると，この4つのなかでは「自律尊重原則」に重きをおいた判断がもっとも倫理的な態度と言えるのではないでしょうか。

ただ，「隔離・身体的拘束をする／しない」

「拒薬を認める／認めない」という倫理的対立をめぐる一般的な議論も，今日TICやオープンダイアローグなど実践を通じて，「患者さんの主体性をしっかりと中心において治療を進める」ほうが，長期的にみれば患者さんの回復に寄与することが明確になってきている状況においては，こうした議論自体がどれほどの意味があるか，少々疑問に感じないでもありません。

看護が倫理的であるとはどういうことか

編集部 あらためて法律は私たちに課せられた最低限度の規範だと考えると，臨床では法律に従うだけでは乗り越えられない課題，つまり倫理的な課題に直面します。ここからはより話を深掘りし，「臨床において看護師が倫理的であるとはどういったことか」ということを，できるだけ具体的にしていければと思います。

考えの1つ導線として，多く援助職が注目している「意思決定支援」という考え方があります。より具体的にいえば「意思決定支援」の前段階の「意思形成支援」「意思表出支援」でのかかわりのあり方が注目されています。

田邉 TICは「目の前にいる患者さんは，かつて，トラウマを抱えるようななんらかの体験をしたことがある可能性がある」という前提に立って患者さんをとらえるものです。この観点に立てば，患者さんの「意思形成」のしづらさが理解できます。つまり，「なんらかのトラウマ体験が，その人をして，希望をもつことを阻ませる」というとらえ方ができるわけです。ここに立脚し，TICの実践として「ケアの受け手に中

立的で，批判的でない言葉遣いを心がけ，ケアの受け手の考えや要望・決定を尊重して治療・看護の方法を決める」という態度でかかわることで，患者さんは自分の意思をもってもいいのだ，意思表出しても大丈夫なのだと認識できるようになります。加えてとても重要なのは，患者さん本人が決めたことについて「失敗してもいい」という保証を提供することです。

本来であれば発症初期からTICを提供できれば，急性期を乗り越えられた後でも意思決定をする力が保持されることになるのですが，入院が長期になればなるほど，non-TICに触れてしまう機会が増え，意思決定力が削がれてしまいます。長期入院の弊害はこうしたところにもあるでしょう。

編集部　法律の求めるものに対応しようするときには看護技術を磨く必要があるのと同じく，看護技術を磨くことが倫理性を担保する，と。

辻脇　いや，その言い方だと倫理について語るのには少し不足があります。先ほど「"技術を磨く"という観点を欠いたまま，『倫理とは』という教育を提供したとしても，いつまでたっても『身体拘束が完全にゼロになるまでの過程』のままで変化がないのではないか」ということ述べましたが，少し補足すると，技術はあくまで技術であるので，看護師が倫理的であるための「1つの方法」くらいにとらえておいたほうがいい。技術を磨くというのは1つの方法であり，それがなされることで倫理がすべて担保されるわけではありません。むろん，看護技術を鍛えていくというのはまったく正しいことはいうまでもありません。

医療，特に精神科医療のなかで倫理性を確保

していくためには，それまで意思決定を妨げられてきた患者の心境や思考過程を理解したうえで，常に批判的に振り返ることも必要です。たとえば，「表面上は本人が最終的に決定した形となっていても，そこには明に暗に医療者の圧力がかかった結果としての"意思決定"となってしまっているのかもしれない」といったように。いまテーマとしてあがっている「意思決定支援」も，「実際にそれが間違った形でなされていないか」と批判的に振り返ります。

田邉　それはそうですね。臨床において「意思決定支援」を行うのは，言葉でいうほど簡単なことではありません。

辻脇　あえて言えば，病院という否応なく医療経済原理の影響が強い環境のなかで，最終的な意思決定が患者によってなされるというのは，相当にハードルが高い。これを別の言い方をすれば，精神科病院のなかで十分な倫理性を確保するということは，並大抵ではないことを意味します。よりシビアにいえば，その達成のためには，看護単体の努力では限界があります。このことをふまえておかなければ，倫理を考える際に近視眼的になってしまいます。

田邉　とはいえ，1人1人の看護師が身近な業務の再検討を通じて，倫理面の涵養をはかることはもちろん大事なことですよね。

辻脇　結論としてはそういうことです。精神科医療全体における倫理感覚の醸成を考えた場合，患者さんと相対する個別の局面だけでは十分でなく，大局的にとらえる必要性がある，ということを言いたかったのです。

田邉　大局ということでいえば，TICは個別の局面だけでなく，組織全体さらにいえば組織を取り巻く社会との関係性も含めた非常に射程

の広いケア概念です。そういった意味でTICの実践というのは，治療的であると同時に倫理的な考え方だと思っています。

最後に

辻脇　今回の田邉さんとの対談では，臨床の看護師，特に病棟の看護師にとっては耳の痛いことを言い過ぎてしまったような気もします。最後に言いたいのは，「ちょっとずつではあるけれど，精神科病院も倫理面での進歩はしている」ということです。それこそ10年，20年前と比べれば，目に見える変化を遂げています。もちろん隔離・身体拘束に代表されるような，遅々として改善していかない点に関しては思うところはありますが。いずれにしても，「このままでいいのか」と訴え続けること，考え続けることはとても大事。私自身，時々気持ちが折れそうにはなりますが，事あるごとに，「このままでいいのか」ということは言っていきたいと思います。

　あと，臨床の看護師のみなさんにお伝えしたいのは，「看護師としての自分たちの権利が守れないのに，患者さんの権利は守れますか」ということ。「おかしいことはおかしい」と言えない組織のなかで，患者さんの権利は守れますか。もちろん，「組織の方針」に従っていたほうが楽です。抗うよりもずっと。しかしそれは本当に，倫理的なあり方なのでしょうか？

田邉　「田邉の言っていることは，臨床の現実を無視した綺麗ごとだ」という意見も耳にします。そうした発言は，認知的不協和と言って，

「自分がこうである」と信じ込んでいるところにまったく逆の違う現実を突きつけられると，「そんなはずはない」と，自分の実践している事実に向き合おうとしなくなります。その実践的行為を批判するか，疑うか，そもそもその話題を聞こうとしないとか，「興味がない」などといって話題に触れなくなったりします。一方で，患者さん側の権利を守れているとはいえない考え方や意見を耳にしたとき，（誤って）正当化してしまっている自分のその振る舞いと合致すれば，「それ見たことか」と，似た者同士の意見としてその意見を採用するのです。メディアなどで身体拘束などをテーマにした番組を拝見することがあるのですが，SNSを使って「そうは言っても実際の臨床現場はたいへんなのだ。そう言うなら現場に入ってやってみればいい」と言ったような残念な意見はその典型です。人は，認知的不協和を起こしやすい生き物でありますから，これまでのようなゆっくりとした（構造的方略としての）法制度の改定や，（心理的方略としての）コツコツ積み重ねるだけの研修会や啓発だけでは，（いま！）病に苦しんでいる方の権利を守ることにはならないでしょう。本来的な倫理的態度とはどういうものなのか，部分だけで考えるのではなく，大局観をもってともに考えていきたいものです。

（終）

〈引用・参考〉
1）大森あきら，田邉友也：臨床で使える「看護過程の展開」とは─学んできた看護過程を実際の臨床で活用する注意点. 精神科看護, 47（3）, p.20－25, 2020.

身近なところから考えて変えていく

「馴れ合い」を超えて

執筆者

特定医療法人共生会訪問看護ステーション
ともいき（愛知県知多郡）
管理者
木下孝一 きした こういち

法律と理念と精神科病院

今回の特集テーマは「関係法規を振り返り看護の役割を考える—法律で律する看護業務」と設定されているとおり，法律遵守への意識は看護業務に慎重さをもたらします。また法律遵守は看護師自身を守るものです。「指示があったから，その処置をした」ではなくて，「これは法律に照らし合わせた場合，違法ではないか」と考え，それをきちんと伝える必要があります（裁判において「指示があったから」という弁明では責任を免れない）。まずは自分を守るために法律を順守する。そのことが患者さんを守り，組織も守ることになるのです。

ではなぜ法律というものが存在するのか。残念というべきか，当然のことであるというべきか，私たち人間はもともと“黒い部分”を有しています。単純にいってしまえば，相手への悪感情が募ることで理性によるコントロールが利かなくなり，暴言を吐いてしまったり，場合によっては暴力に訴え出てしまったりすることもあります。「それが人間の本性だ」とまでは言い切れませんが，現実としてさまざま事件を日常的にまのあたりにするなかでは，この“黒い部分”を抑制していくための仕組み，“性善説”に過剰な信頼を寄せることによる弊害を防ぐための仕

組み——つまり法的な縛りが必要であり，そのようにして人間社会はこれまで形づくられてきました。

　同時に私たち人間は元来理性を有し，また私たちの社会は歴史的な相克のなかで，人権や自由や平等といったような近代的な理念も獲得して今日に至ります。

一国民は，すべての基本的人権の享有を妨げられない。この憲法が国民に保障する基本的人権は，侵すことのできない永久の権利として，現在及び将来の国民に与へられる（日本国憲法第11条）

一すべての人間は，生れながらにして自由であり，かつ，尊厳と権利とについて平等である。人間は，理性と良心とを授けられており，互いに同胞の精神をもって行動しなければならない（世界人権宣言第一条）

　とはいえ，私たち精神科看護師の多くは，日常的にみずからを律する法律や，人権や自由や平等といった近代的な理念を強く意識しながら業務にあたっているわけではありません。むしろ「馴れ合い」の充満した精神科病院という空間で働くスタッフの頭のなかでは，法の遵守の意識や理念は隅のほうに追いやられてしまうことが多いようです。

　そうした「馴れ合い」がもたらすもの，それは何か。それは，長い時間同じ場所で患者さんと生活をともにすることで，患者さんを「ちゃん」や「君」，はたまた「おっちゃん」「おばちゃん」と呼称することに違和感をもたなくなること，またそのことを「親しみの表現」だと

思い込むことです。さらにいえば，病院の外であればあってはならない行為であるものの，法律にのっとった適切な手続きを経ることでその違法性が阻却される「隔離・身体的拘束」を深く考えていく意識の薄さも，こうした「馴れ合い」から生じます。「馴れ合い」によって行動制限への意識の"タガが外れる"と言ってもいいと思います。またこうした「馴れ合い」は，本来私たちが看護すべき相手への尊厳の意識を摩耗させ，無意識のうちの患者さんたちを「できない人」と見る癖をつけさせ，「どうせできないのだから」という誤った認知を育み，最悪の場合，結果的に患者さんへの虐待にもつながるのだと私は考えています。

身近な取り組みから変える大切さ

　さて，法律の順守であったり，人権や自由や平等といった近代的理念であったりといった内容は，大上段から伝えても現場に浸透することはありません。だからこそ身近な取り組みから意識と行動を変えていくことが大切だと私は考えています。

1）「スマイル運動」の導入

　2年間のことになりますが，当院でカンフォータブル・ケアの技術を組織的に導入する際に，「スマイル運動」を取り入れることになりました。ムスっとした顔で看護を行うよりも，笑顔でケアにあたることで，患者さんにとっては「守られている，安心できる環境である」というメッセージを伝えることができる。そのメッセージが伝わることで，ある程度患者さんの

不安からくる衝動的な行動を抑止でき，そうした行動への強制的な処遇も減る，そのことによってスタッフにとってのケアの負担も軽くなる……。要するにそういった目的です。ただこうした取り組みは往々にして時間の経過とともに形骸化するものです。当院でも同様でした。

カンフォータブル・ケアへの理解を深めつつ，仕切り直しの際には，やり方をあらためました。「みんなちゃんと笑顔で患者さんに接しましょう！」というだけでは，習慣化しません。まずは手近なところから「スマイルバッチ」をつくり，全員の名札に付けてもらうようにしました。多少子どもじみたやり方ではありますが，実際になんらかのシンボルがあるのとないのとでは，スタッフの意識のもち方に違いが生じます。そして，全スタッフがこの「スマイル運動」に参加しているということを，身をもって感じてもらうために，1年の期間のなかで全スタッフが一度は「スマイルリーダー」の役割を担うようにルーティンを組み立てました。「リーダー」と名がつくと，案外と，受け身の姿勢から積極的になるものです。「こんなことしたって変わらないよ」という態度から，「やってみると効果を感じました。患者さんの反応がとてもよくなった。継続して取り組みたいと思います」と変化する職員が増えていきました。

ここで1つ注意しておかねばならないことは，そうしたい気分ではないときにでも「ニコニコスマイル」を掲げることは，これは実際にやってみるとすぐにわかりますが，スタッフにとってはストレスになるということです。笑顔になりたくもないときにそうしなければならないと，仕事とはいえ，心も痛んできます。「接遇や患者さんへの対応としてはそれがあたりま

えの行為」だと伝えて守ってもらうのも1つの方法ですが，これは少々酷な話です。大事なことはその行為に対する肯定的なフィードバックです。管理者や周囲の人が「○○さん，今日はいい笑顔だね」「あの患者さんから，『○○さんにありがとう』って伝えてっていわれたよ」と声かけするような細かな気配りが，スタッフが「笑顔」を続けられるコツです。

2）「ちゃん／君」呼称文化からの脱却

ちょうどそのころ，組織をあげて「ちゃん／君」文化からの脱却をはかりました。

当時，次のような会話を上司とした記憶があります。上司はどちらかといえば，そうした「親しみ感」を重視する人でした。「『ちゃん／君』という呼称はもうやめにしませんか？　『さん呼び』にしたら不穏になりますか？」「『ちゃん／君』という呼称は，患者さんに対する私たちの『親しみの表現』だと思う」「『さん』と呼んだとしても，別の形で親しみは十分に表現できます」「それはそうだけど」「患者さんはスタッフの言葉だけの内容だけではなくて，私たちスタッフが醸し出すさまざまな空気感によって安心感を得ているはずです」。

職員朝礼において，理事長より「今日から，『ちゃん／君』呼びは禁止にします。私も変わるから，みなさんも変わってほしい」と，これまでにない覚悟を感じる，強いメッセージが発信されました。その後，各部署で接遇改善の取り組みが加速し，患者さんだけでなく，職員間の呼称についても，『さん』呼びを徹底しようという動きも出てきました。

精神科病院，特に長期入院となった患者さん

が多い病棟では「馴れ合い」は生じやすいものです。そしてその弊害はすでに述べました。これは臨床における倫理にもなりますが，前稿での辻脇先生と田邉さんの対談でも触れられていますが，倫理は倫理教育だけをなされているだけでは実践に落とし込むことはできません。看護技術の向上のための諸技術を磨きながら，同時に自分にとって身近なところから考えて，変えていくこと。それも十分に倫理的な実践です。その実践を重ねることで，私たちはもっと「看護倫理とは何か」という問題を深く理解できるようになるのだと私は考えています。また，この点は，次の項で述べていく「行動制限をどう考えていくか」という問題にも通じます。

行動制限をめぐって

1) 行動制限と代理行為

　私は長く，行動制限最小化研究会（以下，研究会）の代表を務めています。

　この研究会は「精神科において避けて通れない『行動制限』について考えていくために，平成21年6月より精神科看護師有志によって活動を始めました。行動制限は精神科医療の歴史そのものであり，今も昔も人権にかかわる大きな問題を抱えています。精神科治療で必要と言われる行動制限ではありますが，私たちは看護の視点から行動制限に至らない看護の研究や，行動制限を適正に，かつ最小限に行えるように検討する場として」立ち上げました。

　最初の研究会は，2009（平成21）年に愛知で開催されました。当時，行動制限に関しては「看護の裁量権」をめぐり議論があったため，研究

会のテーマもそういった法律に関することを扱わざるを得ませんでした。それに加えて，精神科病院における行動制限に関する事件や裁判も立て続き，いわゆる行動制限最小化のためのリーガルマインドという点に重きがおかれた議論が多かったのです。裁量権や精神福祉法などのテーマで議論を重ねていくことも重要ではあります。その検討が，精神科認定看護師を通じて各病院施設へと浸透していき，臨床での意識や実践にいい影響をもたらした面もたしかにあったろうと思いますが，当時は「身近なところから考えて，変えていくこと」を個人的には重視したいという思いがありました。またそのほうが，精神科看護や行動制限に精通した人間だけではなく，初任者からベテランまで同じ感覚をもって議論ができますし，臨床の身近なところにある諸問題から行動制限について考えていくことで，行動制限という処遇への問題意識を胸にとどめつづけることが可能となると考えていました。

　具体的には，金銭管理，私物管理に代表されるような代理行為の問題です。精神科医療のなか，あえていえば「生活」のなかで，自然とほぼ無意識的に行われてしまっている代理行為こそが，患者さんを「看護師が代わりにやってあげないと，できない人」としてとどめおき，結果的に，医療者が患者さんをコントロールするのは自然なこと，意識につながってしまいます。その先には何が待っているでしょうか。それは本来であれば人権面での検討が必要である行動制限という処遇への問題意識の希薄化です。だからこそ，代理行為の検討（反省）を通じて，「看護師が代わりにやってあげないと，できない人」ではなく，私たち精神科看護師の専門性

であるアセスメントの技術を駆使して「この人はこれができる能力をもつ人」という，ストレングスの視点をもったとらえ方とかかわりが重要なのです。

2) 行動制限という処遇を考え続けること

　行動制限をめぐってはご存知のとおりさまざまな議論があります。そうした処遇自体を絶対に「悪」とする人もいれば，条件によっては「必要」な処遇だと考える人もいる。この問題を一刀両断にすることはできません。行動制限が「ない」精神医療をめざしながら，実際には行われている状況について問いを発し続け，それをわが身として引き受けて考えていくことが，ひとまず私たち精神科看護がとれる態度ではないでしょうか。

　私が研究会などでよく参加者に語りかけるのは「行動制限をやることで患者さんはよくなりますか？」という問いです。一部の人は「よくなります」と答えます。そこでさらに「じゃあ，薬もいらなくなるというわけですね？」と問うと，「いや，そういうわけにはいかないです」と答えられることが多いのです。「行動を制限すればよくなる」，しかし薬物療法は継続して必要である……。ここには矛盾があります（これはもちろんあえての意地の悪い質問です）。こうした問いを発し続け，それをみずからに引き受けながら考え，実践していくことが私たち精神科看護師にとって重要だと思うのですが，いかがでしょうか。

　では，私自身は行動制限をどのように考えているか。

　行動制限を行うこと自体は病気をよくするわけではありません。そういった意味で行動制限は治療的行為とは呼べません。適切にいうのであれば，私たちが今後治療を行っていくため，看護が適切に提供されるための，一歩手前の処置という位置づけです。こう考えていけば，やむを得ず行われた行動制限でも，短時間かつ苦痛を最小限にするという意識づけが当然に必要となります。また，「暴れるからそれを抑えるための行動制限」と考えるのか，「今後行われる治療・看護のための行動制限」と考えるかによって，行動制限に臨む私たちのかかわりの仕方が規定されます。

　頻繁に言及されているように行動制限は患者さんにとってトラウマ体験となる可能性が大いにあります。それほど行動制限は患者さんにとって重大な出来事であることは理解したうえで，患者さんがいつか行動制限を振り返ったときに，「あの行動制限なかったら，自分の命は危うかったかもしれない」と振り返ってくれるような体験としてもらうためには，「人権侵害だ！訴えてやるからな！」と言われたとしても「つらいですね。私たちは健康だったあなたに戻ってきてほしい。いまの状態では治療が受けられない。いまの状況は本当に不本意だとは思いますが，できる限り短時間で終わらせる努力をします」と，いまのその患者さんが症状に影響されてする表現にとらわれることなく，その人自身のもつこれまでの歴史に思い馳せ，その尊厳を守るような言葉を伝え続けることが大事なのだとも思います。

徹底して「人」としてみる
―おわりに代えて

「馴れ合い」は，法への順守意識や人権や自由や平等といった近代的理念を頭の片隅においやり，本来私たちが看護すべき相手への尊厳の意識を摩耗させます。それは最悪の場合，虐待にもつながります。読者のみなさんもすでにお気づきのように，こうした事態は多分に組織風土が影響します。そのため，精神科以外の科を経験して精神科に従事する人の目からは，精神科におけるそうした風土は奇異に映ることでしょう。「患者さんとの距離が近く家族的かつフレンドリーで温かい感じがする」と考えるのは，あえて厳しい言い方をすれば，精神科に慣れ過ぎてしまった人による贔屓目にすぎません。むしろ身体科を経験した看護師が感じた違和感こそを大事にし，「馴れ合い」を反省的に振り返る必要があるのではないでしょうか。そうしなければ，いつしかその身体科の経験のある看護師も，組織風土に順応してしまい，「馴れ合い」の一員になってしまいます。

そうならないための処方箋を出すことは難しいものです。しかし私の長年の精神科看護の経験から言えることは，その人の尊厳を認め，それを守れるようになるためには，「患者を1人の生活者としてみる」ことが最重要だろうと思います。私たちの目の前に現れた患者さんは，それ以前にはこれまでさまざまな経験を経てきたという事実，つまり患者さんの内にある経験の蓄積（歴史）に触れることで，患者さんは私たちと同じ「1人の生活者」であるという“発見”にいたることができるのではないかと思います。むしろ，その“発見”こそが，精神科看護の醍醐味であり，精神科看護師としての原点であったはずです。

「馴れ合い」の近さと，「1人の生活者」であるという“発見”をするための近さは似て非なるものです。倫理的であるために，尊厳を守っていくために，もっと患者さんの「近く」で寄り添いましょう。

カンフォータブル・ケア で変わる認知症看護

著 南 敦司
医療法人北仁会旭山病院

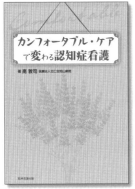

日本の認知症看護の臨床が生んだケアメソッド カンフォータブル・ケア

認知症ケアで 燃え尽きて しまう前に

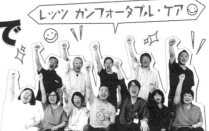

レッツ カンフォータブル・ケア

A5判　180頁　2色刷り
2018年9月刊行
定価2,000円
（本体価格2,000円＋税10%）
ISBN978-4-86294-061-2

カンフォータブル・ケアは,「快の刺激」に着目したケア技術です。カンフォータブルとは英語で,「心地よいこと,快刺激」と訳されます。すなわちカンフォータブル・ケアとは認知症者が心地よいと感じる刺激を提供することで認知症周辺症状を軽減するためのケア技術です。本書は,このカンフォータブル・ケアを中心に,認知症者へのケアを最適なものにするためにケアする者が身につけておくべき「(広義・狭義の)アクティビティ・ケア」「身体拘束最小化」を解説します。認知症ケアで燃え尽きてしまう前に,レッツ・カンフォータブル・ケア。

主な目次

新たな支援の可能性は「ズレ」のなかに

地域での多職種連携のポイントとは

高田久美 たかた くみ
南部町国民健康保険西伯病院（鳥取県西伯郡）精神科認定看護師

 ## 地域生活支援の現状

1）精神科訪問看護を実施するうえでの課題

　鳥取県では精神障がい者の地域移行・地域定着を進める取り組みの1つとして，県内の訪問看護ステーションや精神科医療機関の訪問看護師を対象に，精神科訪問看護の普及やスキルアップを目的とした研修会や精神科訪問看護活動の実情を把握するためのアンケート調査を毎年実施しています。精神障害をもつ人への訪問看護は年々増加の傾向にありますが，実施するにあたっては課題もあります。

　アンケート調査では精神科訪問看護を実施するうえでの課題として，利用者への対応や連携に関すること，家族への対応，訪問看護の体制，困っている事例のことなどがあげられていました。ステーションも医療機関も内容的には大きな違いはなく，同じ悩みを抱えているようです。しかし，困難さの優先順位には少し違いがありました。ステーションでは「かかわり方の難しさ」，医療機関では「連携が難しい」の割合がそれぞれ大きくなっていたのです。このような結果の背景を少し述べてみたいと思います。

2）多職種多機関内の支援が展開されるなか

　鳥取県には精神科訪問看護に特化して活動している事業所はほとんどありません。介護保険や一般医療の訪問看護を中心に活動している事業所が多いのですが，それでも年々自立支援医療の指定を受けるステーションは増えてきています。しかし，精神科訪問看護を積極的に受けているかというと必ずしもそうではない現状がうかがえます。「専門ではないから……」と受け入れを躊躇されるステーションもあり，知識や経験の少なさ，かかわり方の難しさの体験が影響しているようです。その一方で，多くの病床数をもつ単科の精神科病院は積極的に訪問看護活動を行っています。長い間の取り組みからは，精神疾患をもつ人の生活を支えるために「医療」が多くの役割を担ってきた歴史も感じられます。

　私自身も長く精神科医療に携わっていますが，地域の支援者は少なくサポートシステムも確立されていないなかで，病院の医療専門職を中心にした多様な退院支援を展開し，退院後も継続して訪問活動を行いながら，医療面や生活面の支援だけでなく地域のよき理解者として利用者の暮らし全体を支えていたころが思い出されます。今日ではサービスの制度化も進み，さまざまな分野の支援者が役割分担しながら利用者の生活を支える「多職種多機関」による支援が展開できるようになりました。そこで重要とされるのが「連携」です。

新たな支援の可能性は「ズレ」のなかに

　地域生活を支えるためのサービスは訪問看護以外にも，障害福祉サービスや介護保険サービスのほか，地域包括支援センター（高齢者の総合的支援を行う機関）や社会福祉協議会（権利擁護などの支援）の支援，また，市区町村の保健師や生活保護などの支援もあります。利用者個々のニーズや課題によって利用するサービスや支援機関は違いますが，さまざまな分野の支援者が利用者の地域生活をサポートしています。地域のサービスが充実することで，さまざまな課題を抱える人の地域生活が可能になり，維持できることはいうまでもありません。しかし，多職種多機関の協働支援には困難さも当然にあります。特に在宅支援は病院のような同一施設内での多職種との支援と異なり，地域に点在するさまざまなサービス事業所，関係機関との連携で，それぞれの役割を担っている支援者との協働支援です。また，互いが制度の枠組み，理念や組織のもとに活動しています。このことから多職種間でコミュニケーションをはかることが難しく，支援者同士で統一した支援が行えていないと悩む方もいるのではないかと想像されます。物理的に離れた場所を拠点としている異なる基盤に立った多職種多機関による支援が，一体的，包括的に提供されるためには，連携の工夫が必要となるのです。

情報共有の必要性を理解する

1）情報共有の場での不在

　障害福祉サービスや介護保険サービスの利用には相談支援専門員やケアマネジャーの支援が必要になります。相談支援専門員やケアマネジャーは，利用者の意向にそってケアプラン（サ

ービス等利用計画）を作成し，必要なサービスが受けられるようマネジメント（調整）します。訪問看護は医療系サービスで制度の枠組みが違いますが，在宅サービスの1つとして相談支援専門員やケアマネジャーが作成したケアプランに参画して支援します。

　サービス利用にあたっては，利用者の状況を確認したり，計画の見直しを検討するために，定期的にモニタリングを行うことが決められていて，サービス担当者が一堂に集まる会議が開催されます。しかし，その会議に訪問看護が不参加のまま開催されるといったことが起きる場合があります。このような会議は，支援者だけでなく生活の主体である利用者本人やその家族が一堂に集まって，利用者の生活状況や支援状況，本人の思いや満足度，課題の抽出や解決に向けた検討など，情報共有に必要な場となっているはずです。その場に参加できないことは訪問看護師として非常に残念なことです。

　この背景には，制度の枠組みの違い以外に，協働のあり方への認識に課題があると思います。「病状は安定していると聞いていたので，必要ないと思った……」「今回は訪問看護以外の支援で起きた問題だったので関係ないと思った……」など，病状に問題があると感じられていなかったり，主な検討の内容が分野（役割）ごとに生じた課題では参加の優先順位は下がり，声がかからなかったりする状況があると感じられました。

2）訪問看護師は主体的な行動を

　就労支援の場で起きたトラブルや，ヘルパー支援で生じた問題など別々に提供される支援の場で何か問題が生じたりするような場合には，

共有化がされず，問題が分断して取り上げられ，個々に解決がはかられているように感じます。もちろん，個々の支援の場で生じた問題は，その場その場で解決できることもあると思います。しかし当然のことながら，生活は専門分野ごとに切り分けられるものではありません。就労に取り組むなかで生じた問題の背景に，健康面や生活面に関する課題があり，それが影響しているといったこともあるでしょう。問題が生じる原因とともに問題の解決の糸口が利用者の生活全般のなかにあるとすれば，お互いのかかわりから得られた情報が共有でき，うまくいっていることもいっていないことも共有しながら，一緒に考える連携のあり方が重要なのではないかと思います。このような連携の実践には，声がかかるのを待つのではなく積極的に発信して，訪問看護師から情報共有の場への参画を求めていくことが必要です。いわば，訪問看護師による主体的な行動の実践が必要とされるのではないでしょうか。

連携における訪問看護の強み

1）他職種と医療の連携の難しさ

私は長年，地域連携室に在籍し，医療と介護の連携や障害福祉との連携など，地域連携の窓口業務を担ってきました。多くの地域支援者の連携の課題は，「医療との連携」です。訪問看護のアンケートでは訪問看護師が分野の違う支援者との連携が難しいと答えていますが，お互いが「難しい」と感じているところに大きな課題を感じます。特に医療は，利用者の生活を支える一部であるとともに，生活全体を支える基盤に立っていると思います。病気や障害を抱える

利用者にとって心身を安定した状態を保つことは，自分らしい生活を維持していくためにとても重要なことです。ですから，ほかの分野の支援者においても医療面の情報を得ることは必要で，そのための連携は欠かせません。

しかしながら，医療面の情報は，ほかの分野の支援者には入りにくく，また，医療の視点は必要とされる一方で，ほかの支援者に理解されたり，共有したりすることが難しい専門分野ではないでしょうか。訪問看護師からも「病気（障害）のことがうまく伝わらず，支援がズレてしまう」などの悩みを聞くことは少なくありません。こうした課題は，かかわる機関やさまざまな分野の支援者が増えるほど困難さが増していきます。しかしここにこそ，協働支援における訪問看護の役割の発揮があると思います。

2）専門的な情報の共有

訪問看護以外のほかの支援者とのコミュニケーションの難しさの1つとして，「専門用語」は伝わりにくいという点がよくあげられます。医療職同士ならできる自然な情報交換も，医療職以外の支援者との間では少し配慮が必要だということです。「専門用語」はなるべく使わないようにするか，わかりやすく伝えるという気遣いが求められます。利用者の病気の特徴や，気をつけてほしい様子の変化（症状）を協働する支援者に知っておいてもらうことは，支援者にとっても利用者にとっても安心感につながります。生活の仕方や対人関係（かかわり方）が病状に影響しやすいことは精神障害をもつ人の特徴です。

このようなことは，医療職でなくてもサービス従事者であれば一般的な知識として理解され

新たな支援の可能性は「ズレ」のなかに

ているように思いますが，理解と経験には個人差があることも当然のことです。特に介護の分野の支援者は，高齢精神障がい者が増え，介護保険サービスを利用することになったり，障害福祉サービスと併用して利用する対象者が増えてきたことに十分対応できているとはいえず，まだまだ戸惑いも感じられます。

生活の仕方がどのように病状に影響するか，対人関係のパターンなどは個々に違います。このようなことから，どの分野の支援者も支援するうえでは一般的な病気や障害に関する知識や理解だけでなく，利用者の医療面の情報を共有しておかなければなりません。そうすることでそれぞれの分野の支援者が，より個別性に配慮した，ていねいなかかわりができるのではないかと考えます。

2) 支援者同士をつなぐ役割を担えるのは

そこで，情報をほかの支援者につなぐ役割があるのが訪問看護です。「医師に話を聞きづらい」「病院（医療）といつどのように連携したらいいかわからない」とタイミングを逃し，情報の共有がはかられないまま，利用者の変化の対応に苦慮しているほかの支援者も少なくありません。在宅生活を支える医療職である訪問看護は，医療にかかわる共通言語の把握や医療職間連携という側面から，医療職同士の情報共有化がほかの支援者と比べてスムーズにできます。病状や治療に関すること，特に病状の悪化の兆候を見極めるのに必要な情報，病状安定のために必要な情報が，治療にあたっている主治医や外来看護師，また，入院中利用者とかかわりのあった病棟看護師などの医療職から得やすい（聞きとりやすい）ことは，医療職である訪問

看護師の強みです。

また，利用者の病状の変化を察知し，タイミングよく対応できるのは，訪問看護が利用者の治療にあたっている主治医と連携をはかりながら指示のもとに提供されているサービスであるからです。そう考えると，訪問看護には主治医との連携をはかり，治療や生活情報（医療と生活）を共有しながら地域生活を支える医療職の代表として，在宅ケアのコーディネーターの役割を担うことが期待されているのだと思います。

私がほかの支援者に医療の視点に立った利用者への理解を伝えるときには，「このようなところが苦手な方のようだ」「こういったことがストレスになりやすいよう」「こんな面がある」「このような傾向性がある」など，単に病気や病状を理解してもらうということでなく，利用者への理解が深まるように伝え，ほかの支援者のかかわりが広がるように工夫しています。ほかの支援者の一般的な病気や障害への理解やこれまでの支援の経験が支援を画一化させてしまい，個別支援を阻んでしまうこともあります。また支援者のなかには，「病気を悪くしてはいけない」と，利用者とのかかわりが消極的になってしまう支援者も少なくありません。利用者個々によって異なる医療面の情報を把握し，わかりやすくほかの支援者に伝えることも連携をスムーズにする工夫です。

利用者の理解が支援につながる

1) 利用者の全体像を把握する

在宅支援では，支援者それぞれが同じ目標にむかって支援しますが，24時間の入院医療とは

異なり，得られる情報は生活全体のなかのほんの一部にすぎません。また，情報は断片的なものになりやすく，全体像を把握することは簡単ではありません。利用者と支援者との関係性もさまざまで，支援者のかかわりによって利用者が見せる姿も異なります。また，視点が異なれば，利用者への理解も当然かわってきます。

在宅支援は，地域に点在するサービスを線でつなぎ，面で支えるとも言われているように，利用者を中心としたチームワークで展開されます。支援の始まりにはさまざまな情報が共有されますが，すべての情報を共有することは難しく，実際は支援しながら利用者への理解を深め，生活状況を把握していくことになります。どのサービス，支援者も，基本的にはケアプランを土台として共有し，さらにそれぞれのサービスが個別に支援計画を立ててそれをもとにしてかかわります。しかしその一方で，実際の生活は細かい変化の連続で，変化への対応が求められます。実際のかかわりのなかで利用者の新たな一面を発見する，周囲状況が変わるなど，新たな発見や変化にそれぞれの支援者が対応しているうちに，支援の方向性がズレていたということもあります。利用者への理解にずれが生じると，支援の内容も変わってしまい，結果的に利用者を混乱させてしまうことにもなりかねません。また，支援の統一をはかろうと思っても，在宅支援ではお互いの支援やかかわりの実際を見る機会が少なく，一堂に集まる機会をもつことも簡単なことではありません。だからこそ，意識的に連携を密にしていくといった工夫が必要になります。

2) ていねいな情報収集で密な連携をめざす

特別なことではありませんが，「いつもと様子が違う」と感じられたりするときには，ほかの支援者からの情報を積極的に得るようにしています。ほかの支援者がどのような支援を提供しているかというだけでなく，利用者とのやりとり，かかわりの反応など，支援の実際が見えるような情報も得るようにしています。反対に，ほかの支援者からの「困りごと」にも同じようにていねいに情報を得ながら相談にのるようにしています。互いのかかわりを理解し合うことでより一層連携は深まっていきます。連携の手段は電話が多いのですが，時には相談支援専門員などにカンファレンスの開催を提案したり，訪問看護（医療）の主導でカンファレンスを開催して情報共有をはかる場合もあります。連携を密にして共有しなければならないのは，やはり「利用者への理解」だと思います。

利用者への理解は，周囲状況を含めた「全体像の把握」であり，「多面的な理解」です。人の暮らしはさまざまで多様です。だからこそ，画一的ではなくさまざまな分野の支援者の多様な見立てが重要になります。「支援にズレを感じる」「コミュニケーションがうまくいかない」と思えるときこそ，ズレをおそれずに新たな支援の気づきのチャンスととらえ，支援の全体が把握できるようにていねいに情報収集していくことも，支援の方向性を一致させる工夫ではないでしょうか。

おわりに

多職種協働の支援のなかで互いの支援にズレが生じると不全感がつのり，時には腹立たしさ

新たな支援の可能性は「ズレ」のなかに

を感じてしまうこともあります。うまくいかないことを，ほかの支援者のせいにしてしまったりすることもあるかもしれません。

　しかし，本来どの分野の支援者も利用者の「その人らしい生活」の実現をめざし，よりよい支援を提供しようという点では一致しています。ほかの支援者の見立てやかかわり方に「なんだかおかしい」と疑問を抱いたり，「間違っているのでは……」と指摘したくなったりするようなことであっても，やってみると案外うまくいって，利用者への理解につながったという体験は少なくありません。その体験をすればするほど，協働支援の大切さを実感します。そして同時に，自分の視野の偏りを反省し，支援者の思い込みが，利用者への理解を狭めてしまい，ニーズに

応えるどころか，利用者の生活を窮屈にしてしまう可能性があることを痛感します。特に在宅支援は利用者の生活に直結しているので，どこまで支援したらいいのかと考えてしまうことも多くあります。そう考えると，やはり在宅支援ではより利用者への理解が重要になってくるのではないでしょうか。

　かかわる人が変われば，見えるものも異なることは当然のことです。同じように，多職種協働の支援において，支援者間のズレが生じることも自然なことだと思います。そのズレとていねいに向きあうことが，支援の幅を広げるとともに，専門職の成長へとつながるのではないかと思っています。

みなさんからの研究論文や
実践レポートを募集しています

●精神科看護に関する研究，報告，資料，総説などを募集します！

＊原稿の採否

(1) 投稿原稿の採否および種類は査読を経て査読委員会が決定する。

(2) 投稿原稿は原則として返却しない。

＊原稿執筆の要領

(1) 投稿原稿に表紙をつけ，題名，執筆者の氏名，所属機関，住所，電話番号などを明記すること。

(2) 原稿はA4判の用紙に，横書きで執筆する。字数は図表を含め8,000字以内とする。

(3) 原稿は新かな，算用数字を用いる。

(4) 図，表，および写真は図1，表1などの番号とタイトルをつけ，できる限り簡略化する。

(5) 文献掲載の様式

①文献のうち引用文献は本文の引用箇所の肩に，1），2），3）などと番号で示し，本文原稿の最後に一括して引用番号順に掲載する。

②記載方法は下記の例示のごとくとする。

ⅰ）雑誌の場合　著者名：表題名，雑誌名，巻（号），ページ，発行西暦年次.

ⅱ）単行本の場合　編著者名：書名（版），ページ，発行所，発行西暦年次.

ⅲ）翻訳本の場合　原著者名（訳者名）：書名，ページ，発行所，発行西暦年次.

(6) 引用転載について

ほかの文献より図表を引用する場合は，あらかじめ著作者の了解を得ること。

またその際，出典を図表に明記する。

●実践レポートや報告もどんどんお寄せください！

職場での実践報告や看護の工夫などをお寄せください。テーマは問いません。研究目的，方法，結果，考察など研究論文の書式にとらわれなくても結構です。ただし，実践の看護のなかでの報告・工夫に限ります。8,000字以内でまとめてください（図表・写真含む）。原稿の採否については編集委員会で検討します。

●読者のみなさんとともにつくる雑誌をめざしています！

「クローズアップの取材に来てほしい！」「こんな特集をしてほしい」「この記事は面白かった，役に立った」など，思い立ったことやご意見などもお気軽にお寄せください。お待ちしております。原稿のデータはメールで下記の送付先までお送りください。

送付先・お問い合わせ

（株）精神看護出版編集部

〒140-0001　東京都品川区北品川1-13-10　ストークビル北品川5F

TEL. 03-5715-3545　FAX. 03-5715-3546　E-MAIL. ed@seishinkango.co.jp

どん底からのリカバリー
WRAP®を使って。

第23回▶ 「クライシスプラン」を集める②

アドバンスレベルWRAP®ファシリテーター
増川ねてる ますかわ ねてる

みなさん，いかがお過ごしでしょうか？

8月号の記事は，「東京で新型コロナウイルスの感染者が700名を超えたというニュースがあった日」に書きました。「東京2020オリンピック・パラリンピックは開催するのか？ しないのか？ するとしたら，有観客か？ 無観客？ ワクチンの供給量はどうなっているのか？」という書き出しでした。今日は，「東京で新型コロナウイルスの感染者が5日連続1000名を超えたというニュースがあった日」で，「オリンピックは，7月8日に一都三県（東京都，神奈川県，千葉県，埼玉県）の会場はすべて無観客となり，その後もまた無観客の会場が出てきました」。いまは，沖縄県と東京都が「緊急事態宣言」下です。

みなさんがこの文章を読んでいる「いま」は，いつでしょう？

この4か月にわたって探求している『クライシスプラン』。これまでいくつかのものを見てきましたが，僕の体験から書いてみると，

『クライシスプラン』とは，将来において起きるかも知れない《クライシス》を，「自分の望む方法で乗り切ることができるよう保障するもの。そして，これを使うことによる効果として

は，発動されたときには，《クライシス》をただの挫折体験や危機状況ではなく，

①自分においては「学びと成長の機会」

②まわりの人たちとの関係においては「絆と信頼を（再）強化・育む機会」

に転換してくれるもの。また，つくって渡すこと（「クライシスプランニング」で，

③現在に安心・安全をもたらしてくれるもの

だと思っています。クライシスプランをつくって，使って（もらって）いる自分が思う感想です。

今回も，「クライシスプラン」を見ていきたいと思いますが，「クライシス」ってなんだろう？と，語源を見ていくと，「クライシスcrisis」はギリシャ語「krisis」にたどり着き，それは「決定，分離，転機・分岐点（turning point）を意味する」とのことです。また，日本語訳は「危機」となっていますが，これも「危／危険なとき（ピンチ）・機／好機（チャンス）」であって，ギリシャ語「krisis」の訳語としてとても適切だという説もあります。

また，「コトバンク」によると，「回復と死の

分岐点になるような，病状の突然の決定的な変化を示唆する医学用語として用いられてきた」[1]とのことで，日常語としては，「峠」ということになるかと思います。そして，その「クライシス」に備えておくものが，「クライシスプランニング」。そのときの「形式」「具体的な形」が「クライシスプラン」です。

前回の振り返り

「クライシスプラン」を集めてみよう！　と意気込んで，2021（令和3）年現在，日本で使われている「クライシスプラン」を集めてみたのが5月のこと。集めることができたのは，2021年現在のものとして，

① （主に医療観察法の取り組みから発展してきた）クライシスプラン
②WRAPの一部としてのクライシスプラン
③ジョイント・クライシス・プラン（JCP）

であり，2011（平成23）年時点，『精神科臨床サービス』[2]で紹介されていた。
①クライシスプランのつくり方：医療機関
　→「ジョイントクライシスプラン」を医療観察法病棟に導入したもの
②クライシスプランのつくり方：地域
　→「処遇実施計画」のなかにある「緊急時の対応」を「クライシスプラン」として取り出して，別紙に作成したもの
③WRAPの「クライシスプラン」体験記―1人ひとりが，自分についての専門家―
　→WRAPの一部としての「クライシスプラン」でした。

これらを整理して，みなさんにお届けしようとしたのが，7月号でした。

集めたクライシスプラン。これが整理できない。前回は，なんで集めた「クライシスプラン」が整理できないのか。という話をしました。

つまり，あらためて，「日本のクライシスプラン」を探求していくと，

「クライシスのときにしてもらいたいことを，してもらいたい人に，してもらいたい感じでしてもらう」を叶えるのが，「クライシスプラン」

という前提が崩れていく感じだったのです。「クライシス」のときのプランを「クライシスプラン」として（僕は）考えていましたが，そうではないのかもしれない。本人がしてほしいと望んでいることを実現するのが「クライシスプラン」だと思っていたのですが，そうではないのかもしれない。こう考えていくと，と，一気にわからなくなるのです。

僕としては，「クライシス」のときのプランを『クライシスプラン』と呼ぶのだと考えていて，「クライシスのときにしてもらいたいことを，してもらいたい人に，してもらいたい感じでしてもらう」を叶えることを目的としているのが「クライシスプラン」であるのなら，「医療観察法のクライシスプラン」から発展してきた「クライシスプラン」でも，「WRAPのクライシスプラン」でも，どちらを選択するのかは，

○専門職が当事者と協同でつくるのが前提
　というのを，好むか
◎当事者が自分の意志でつくるのが前提
　というのを好むか

という好みの問題。
あるいは，
○制度でサポート
　というのを好むか
◎セルフヘルプ
　というのを好むか

　という，それを使う「当事者の好み」の問題だと思っていたのですが，上記前提が，「日本のクライシスプラン」を整理するときに，崩れていったのです。

　もちろん，これは，僕のなかの話。それぞれのみなさんが，違う「前提」をもっていると思います。いつもは，「みなさんからの問いに，僕が応える」ということをやってきていますが，今回は本当にわからないので，僕のほうからの問いかけとさせていただきたいと思います。

「クライシスプラン」の上位概念

> Q17
> 『クライシスプラン』って，いろんな形があると思うのですが，いずれにしても，「『《クライシスのときに》，してもらいたいことを，してもらいたい人に，してもらいたい感じでしてもらう』を叶えるもの」が「クライシスプラン」であっていますか？　「クライシス」のときのプランを『クライシスプラン』と呼ぶのでよいでしょうか？

　みなさんは先述の問い，どう考えたでしょうか？　僕は，混乱が続いています。

　頭がごちゃごちゃしてきたので，視点を変えてみたいと思います。いったん視点を上のレイヤーに上げてみたいと思います。

「クライシスプラン」の「上位概念」としての「Advance Statements」。「JCP」も「WRAPの一部としてのクライシスプラン」も，「Advance Statements（＝『事前指示書』）」の1種類（という分類が可能）です。それを教えてくれるのは，2008（平成20）年の『A Typology of Advance Statements in Mental Health Care』[3]（筆頭研究者のClaire Hendersonさんは，「JCP」に関する研究をたくさん行っている方です）。この文献は，「クライシスプラン」の研究を行っている「かのちゃん」（狩野俊介さん）も博士論文[5]で取り上げており，僕が「いまクライシスプランについて考えてたり，書いたりしているるんだけれども，いい参考文献あるかな？」と聞いたときにあげてくれたのも，この論文でした（やっぱり，これだよね。「クライシスプラン」をまとめたものは！）。ただ，こちら，本文にWRAPに関しては研究中と書いてあり（2008年発表の論文で，WRAPが「EBP」として登録されるのは2010年），2021年のアドバンスレベルWRAPファシリテーターとしては，「WRAP」の記述には異議ありです。が，全体像をまとめてあるのは，やはりこれ！と思います。

　以下に引用してみます[3]。

The aim of advance statements regarding mental health care is to give patients more influence over future treatment decisions,thus reducing the occurrence of coerced treatment.

　「mental health care（精神医療）」における「advance statements（事前指示書）」の目的は，将来における「treatment（治療）」の決定に関しての影響力を，患者に与えることである。このことによって，強制された治療が発生すること

を減らすことができます。(筆者訳)

Theoretically possible types of advance statements have been delineated

理論上可能な,「advance statements (事前指示書)」が描かれてきています。(筆者訳)

The features that distinguish them are the extent to which they are legally binding, whether health care providers are involved in their production, and whether an independent facilitator assists in their production.

それらを区別する「特徴」は,「法的拘束力」「作成における専門職の関与」「作成における独立したファシリテーターの支援」の程度になります。

上記の「特徴」で分析された「advance statements」は,以下の6つです。

①joint crisis plans:ジョイントクライシスプランニング (JCP)

②psychiatric advance directives:精神科領域のアドバンスディレクティブ (事前指示書)

③psychiatric advance directives (with formal facilitation):精神科領域のアドバンスディレクティブ (事前指示書,公式のファシリテーターとともに作成したもの)

④crisis cards:クライシスカード

⑤treatment plans:治療計画

⑥wellness recovery action plans:WRAP

それぞれの「製作過程における性質」は,

①Advance agreement

instructions made by   consumer agreed to   by mental health care   professionals; if not this is made explicit   in the document

→事前の合意:患者 (当事者) によって作成された「指示」であり,サービス提供者による合意を得たもの。もしサービス提供者による合意がされない場合は,そのことが文書のなかに明示される。

② Advance directive:instructions made by consumer; appointment of a health   care power of attorney, who must agree to this role; or both

→事前の指示:患者 (当事者) によって作成された指示書。弁護士による治療 (ケア) に関する委任状で,誰がこの役割を担うかを記した取り決め。あるいは,その両方。

③ (②と同様)

④ Advance statements made by consumer may or may not be included

→患者 (当事者) による事前の発言が,含まれているかもしれません (そうでない場合もあります)。

⑤ Plan made by treatment team with or without patient's agreement

→治療チームによって作成された計画で,患者の合意が伴っていたり,伴っていなかったりします。

⑥Advance statements made by consumer may or may not be included

→患者 (当事者) による事前の発言が,含まれているかもしれません (そうでない場合もあります)。

という整理がなされています。

そして,WRAPファシリテーターとして

は，①②③④と並べるとするならば，ここは「WRAPの一部である『クライシスプラン』」とするのがよいと思います。2016（平成28）年の文献[5]では「クライシスプラン（アドバンスディレクティブ）」という記述があり，2018年の文献[6]では「多くの人がクライシスプランをアドバンスディレクティブの基盤として使っています」という記述があり，①②③④と同じレベルで並べる資格があるのは，「WRAP」の一部にある「クライシスプラン」だと思うのです。つまり「WRAP」とすると，「クライシスプラン以外のプラン（日常生活管理プランなど）」も含むことになるので，ずれてしまうと思います。ここはやっぱり，「WRAPの一部である『クライシスプラン』」だと思います。

また，同じ『A Typology of Advance Statements in Mental Health Care』では，

Advance statements documenting mental health service consumers' preferences for treatment during a future mental health crisis or period of incapacity have gained currency in recent years in the United States and some European countries.

Several kinds of advance statements have emerged—some as legal instruments,others as treatment planning methods—

患者（当事者）の，「未来におけるクライシスのとき」あるいは「力（能力）を失った期間」における治療の好みが書かれてある『Advance statements』が，近年，アメリカやヨーロッパの一部の国で，注目を集めています。『Advance statements』は，いくつかの種類があり，ある

ものは「法的な手段」として，またあるものは「治療計画の手法」として現れました。（筆者訳）

という記述があり，「advance statements」の本質は，「将来における『treatment（治療）』の決定」に関しての「当事者の治療の好みが書かれた」「advance statements（事前の宣言）」であるという点です。このことからも，「advance statements」として「WRAP」を扱うとしたら，取り上げるべきは「WRAPの一部としてのクライシスプラン」だと思います。

「クライシスプラン」ってなんのため？

アメリカや，ヨーロッパの国々における「advance statements（事前宣言書）」を見てきました。「advance statements」は，患者（当事者）の，「未来におけるクライシスの時」あるいは「力（能力）を失った期間」における治療の好みが書かれたもので，将来における「treatment（治療）」の決定に関しての影響力を，患者（当事者）に与えるもの。これによって，強制された治療を発生することを減らすことができる。そして，その具体として，「JCP」や「WRAPの一部としてのクライシスプラン」があるということを確認しました。

さて，日本に戻りましょう。そして，とたんにわからなくなります。

① （主に医療観察法の取り組みから発展してきた）クライシスプラン
② WRAPの一部としてのクライシスプラン
③ ジョイント・クライシス・プラン（JCP）

各種文献を見てみると，2011年の③，2021年の①の「クライシスプラン」には，「クライシス」以外のときも含まれています。それで，整理がとまります。「クライシス以外」のことが「クライシスプラン」に含まれている。そう，『A Typology of Advance Statements in Mental Health Care』において，「クライシスプラン以外のプランも含んだWRAP」が「advance statements」とされていた違和感を，ここでは，「クライシスプラン」に対してもちました。でも，日本においては，「クライシス以外」も含めることで，いいことがあるのかも知れない……。でも，それは，いったいなんだろう？

　また，③JCPの特徴は，

instructions made by consumer agreed to by mental health care professionals.
患者（当事者）が作成した指示で，精神医療専門家が同意したもの。

　で，「クライシスプラン」作成の起点は，患者（当事者）であって，医療者ではありません。そして，医療者が同意できないものは，そのことが書類に書かれるというものが「JCP」。そしてその際には，「JCP」という名称ではなく，「クライシスカード」に改称する選択肢も与えられるとのことです[3]。医療者がつくって，患者（当事者）が同意したものは，「患者の同意を得た治療計画（treatment plans with patient's agreement）」という別のもの。

　また内容も，「当事者の治療の好みが書かれた」ものであって，ここには「治療は望まない」も含まれているはずなのですが（言い方を変えれば「延命は望まない」とか「臓器提供に応じる」などが意志表示できるように「治療は望まない」を記入できるのが「クライシスプラン」）。わが国ではどうでしょう？　そして，そもそもが，「強制的な治療」を患者（当事者）が受けないようにするためのものが，「advance statements（事前宣言書）」。日本では，違うものになっている……。医療者による治療の同意書になっている感じがするのです。そして，それは，やっぱり「患者の同意を得た治療計画（treatment plans with patient's agreement）」であって，「advance statements（事前宣言書）」や「（各種の）クライシスプラン」とは違うものに思います。

　もちろん，「患者の同意を得ない治療計画（treatment plans without patient's agreement）」よりも，「患者の同意を得た治療計画（treatment plans with patient's agreement）」のほうがはるかにいい。でも，これは，やっぱり「クライシスプラン」とは違うものに思います。

　しかし日本の文化では，これが「クライシスプラン」になるとしたら，そこにはどんなメリットがあるのだろうか？　それは，何をめざしているものなのか？

　あらためて，「クライシスプラン」ってなんだろう？　「クライシスプラン」の発想が生まれたのは，「権利擁護」の文脈です。先述したように「advance statements」の目的は，

将来における「treatment（治療）」の決定に関しての影響力を，患者に与えることである。このことによって，強制された治療が発生することを減らすこと

です。患者（当事者）主体の医療の実現。そのために「クライシスプラン」は医療現場に導入された経緯もあります。そして，精神科領域におけるキーワードは「リカバリー」。そして，アメリカにしても，イギリスにしても「リカバリー」を国の政策として採用をしている国。つまり，医療が，患者（当事者）主体でデザインされている（少なくともそれを志向している）国。なので，「クライシスプラン」には，「治療を望まない」を含めることができ，それは患者（当事者）が作成するものです。

「治療計画」に対する「クライシスプラン」。「将来における「treatment（治療）」の決定に関しての影響力を，患者に与えること」を目的としているもの。

僕は，「クライシス」時には「クライシスプラン」を使ってほしいけれども，非「クライシス時」には，誰かに相談したり，特段助けをしてもらうこともなく（というのは，それは僕の日常ですので）自分で物事を進めたいと思っています（もちろん，クライシスのときであっても，僕の意思は尊重してもらいたい。そのための「クライシスプラン」です）。

また，人生の多くの時間は，「非クライシス時」でできています。なので，多くの時間に「クライシスプラン」は必要ありません。もちろん，「クライシスプラン」があることで，安心ができるので，（もしものときの納得のできる保険があるのと同じで）日常生活が安心という効果はあります。でも，普段の生活で「保険」を意識しないのと同じように，日常生活で「クライシスプラン」は意識しないように思います。逆にいうと，普段の生活で，「クライシス」を意識しないですむように「クライシスプラン」をつくっておいてある，っていう面も僕にはあります。日常が，「クライシス」の色に覆われている生活は，僕はいいとは思いません。

が，もしかしたら，医療関係者の多くの方は，患者（当事者）の日常生活は，「クライシス」の色合いを帯びていると想像しているのかも……と考えが飛躍してしまいます。実際はどうなのだろうか？

みなさんのかかわっておられる患者さん，対象者さん，利用者さんは，どう考えているのでしょうか？

紹介をしてみたら—いろいろな声

ある病院，病棟の職員さんの言葉。

〈「クライシスプラン」をつくるといいことがあるということはわかります。でも，いわゆる「慢性期」の病棟においては，「クライシス」ということはまず起きません。みなさんいろいろあるようですが，この状態で安定しています。この状態を「クライシス」って言われると。困ります〉

ある当事者仲間の言葉。

〈「クライシスプラン」が役に立つということはわかりました。でも，いまの私にはそんな「クライシス」というものは想像しにくく，以前の「クライシス」はいまは思い出したくないのですが……つくらないといけないのでしょうか？〉

何人かの方に言われたことを，立場別に分けて書いてみました。みなさんは，どう答えますか？

僕の場合，言われた直後に，「でも，『クライ

シスに備える』ということは悪くないんじゃないかな？　試しにやってみるのはどうでしょう」というようなことを言ったのではないかと思います。でも，いま，「クライシスプラン」が，患者（当事者）の，「未来におけるクライシスのとき」あるいは「力（能力）を失った期間」における治療の好みが書かれたもので，将来における「treatment（治療）」の決定に関しての影響力を，患者（当事者）に与えるもの。これによって，強制された治療を発生することを減らすことができる，ということを，あらためて明確にしたいまの僕は，前述とは違うように応えると思います。上記の質問を，もしいまされたなら……。

　「つくってもつくらなくてもいいものだけれども，もし『クライシスプラン』をつくっておけば，クライシスになったときに，自分の意志に反したことを勝手にされないようにできると思います。クライシスのとき，僕は自分が望んでいないのに，筋肉注射をされたことがあります。断ることができませんでした。点滴を入れられて，吐いたことがあります。もうやめてください，耐えられないので助けてくださいって言ったけど，話を聞いてさえもらえなかったこ

とがあります。もう，あんな目には合いたくない。クライシスのときこそ，僕が望むことをしてほしい。なので，つくってあるといいと思っています。何回か，『クライシスプラン』に救われました。そして，まわりとの関係もよくなりました。まわりの人に迷惑をかけたくないし，まわりの人を困らせないためにも，つくっています。僕は，あるといいなって思いますが，どうでしょう？」

　などと，答えるかと思います。
　みなさんは，どうでしょう？（続）。

〈引用・参考文献〉
1 ）コトバンク：危機．日本大百科全書（ニッポニカ）．https://kotobank.jp/word/%E5%8D%B1%E6%A9%9F-50085（2021年7月15日最終閲覧）
2 ）【特集】安全・安心の精神科臨床サービス．精神科臨床サービス，星和書店，11（3），2011.
3 ）Claire Henderson etal：A typology of advance statements in mental health care. Psychiatr Serv, 59(1), p.63-71, 2008.
4 ）狩野俊介：精神障害者の地域生活支援のための支援計画の作成と活用に関する研究 ソーシャルワーカーによるクライシス・プラン実践の実態．博士（社会福祉学），2020.
5 ）Mary Ellen Copeland：WRAP AND PEER SUPPORT HANDBOOK. Peach Press, 2016.
6 ）WRAP® Updated Edition：Advocates for Human Potential,2018.

雑誌『精神科看護』広告媒体資料

雑誌『精神科看護』は発行より40年を迎え，精神保健医療福祉分野で仕事をする看護者に向けた専門誌として広く購読されています。精神保健医療福祉の動向にもとづいた特集，調査報告・研究，精神科看護技術に関する連載，最新の精神医学の解説，関連図書の紹介・書評などを掲載しております。

発行：月間（毎月20日発行／本体価格1,000円）／**発行部数**：5,000部
主購読者：精神科病院（総合病院の中の精神神経科含む）・保健福祉施設に勤務する看護者，看護師等養成機関で働く教員（看護者），コメディカル等にご購読いただいております。
判型：B5判／**頁数**：80〜96ページ／**表紙**：4色／**本文**：2色

『精神科看護』広告掲載に関して

雑誌『精神科看護』では随時，広告の募集を行っております。なお，掲載希望号がある場合はお申し込みの際に担当者にお伝えください。

❖**お申し込み方法**
　お電話（03-5715-3545）にてお申し込みください。
　＊掲載号によってはご希望のサイズに沿わない場合がございます。
❖**広告お申し込み締め切り**
　発行日の50日前（前々月末日）必着
❖**広告原稿締め切り**
　発行日の30日前（前月20日）必着
❖**入稿に関して**
　広告原稿はCD-ROMなどを下記の送付先に送付いただくか，メールで送信して下さい。
❖**ご請求に関して**
　雑誌刊行後，広告掲載誌とともに請求書を送付いたします。

求人広告料金 [掲載場所：表3対向ページ（最終ページ）／色数：2色]

サイズ	囲み枠（天地mm×左右mm）	本文スペース（天地mm×左右mm）	広告料（税込）
1頁	237×151	227×149.5	66,000円
2/3頁	155×151	145×149.5	55,000円
1/3頁	74×151	64×149.5	22,000円
1/6頁	74×74	58×72	16,500円

広告料金

掲載場所	サイズ	色数	寸法（天地mm×左右mm）	広告料（税込）
表4	1頁	4色	190×155	176,000円
表3	1頁	4色	226×155	121,000円
		1色	226×155	66,000円
表2	1頁	4色	226×155	132,000円
		1色	226×155	77,000円
記事中	1頁	2色	220×146	55,000円
	1/2頁	2色	102×146	27,500円
	1/4頁	2色	102×68	22,000円
綴込広告	1枚	設定なし	製品広告	176,000円
			記事体広告	198,000円

送付先　精神看護出版　◦〒140-0001　東京都品川区北品川1-13-10　ストークビル北品川5F
　　　　　　　　　　◦TEL.03-5715-3545　◦FAX.03-5715-3546　◦E-MAIL.info@seishinkango.co.jp

精神科看護師における職務継続意思評価尺度の開発に向けた予備調査

職務継続意思に影響する構成因子の検討

■ 緒言

日本の精神科医療は，地域医療構想を背景に，入院医療から地域生活中心に移行することが推進されており，在院日数の短縮が求められている[1]。質の高い看護を効率的に提供することが求められている一方で，精神科看護師の数は不足している[2]。また，平均年齢は一般科看護師よりも高く[3]，高齢化による定年退職が続くことや新卒看護師の就職率が低いこと[2]から

● 〈執筆者〉

上田智之　うえだ ともゆき[1]
下條三和　しもじょう みわ[2]
坂本貴子　さかもと たかこ[3]
木村涼平　きむら りょうへい[4]
緒方浩志　おがた ひろし[5]
山口恭平　やまぐち きょうへい[6]
吉原　駿　よしはら しゅん[7]

1) 九州看護福祉大学看護福祉学部（熊本県玉名市）准教授
2) 帝京大学福岡医療技術学部（福岡県大牟田市）教授
3) 帝京大学福岡医療技術学部（福岡県大牟田市）講師
4) 日本赤十字九州国際看護大学看護学部（福岡県宗像市）講師
5) 九州看護福祉大学看護福祉学部（熊本県玉名市）専任講師
6) 産業医科大学産業保健学部（福岡県北九州市）助教
7) 帝京大学福岡医療技術学部（福岡県大牟田市）助手

今後も精神科看護師の不足が懸念される。

看護の質は看護師が現在の職場に定着することと関係していることから[4]，質の高い看護を効率的に提供するためには，精神科看護師が現在の職場で継続して働くという意思（以下，職務継続意思）を高めることが重要となる。

精神科病院では，医療法と精神保健福祉法のもと，自傷や他害行為などによる患者の安全を守るために，一時的ではあるが，隔離や拘束など，人権にかかわるケアを求められる場合もある。また，一般科看護師の職務継続に影響する要因について，撫養ら[5]は心理的要因として，バーンアウト，組織コミットメント，環境要因として，上司との関係，看護管理の質，病院および看護部の方針，労働条件，給料が影響しており，患者関係は抽出されなかった。全診療科の平均在院日数は27.6日であるのに対し，精神科病院の平均在院日数は266.0日である[6]ことから，精神科看護師は患者と長期にかかわるため，患者関係が精神科看護師の職務継続意思に影響することが考えられる。患者との長期的なかかわりを必要とする環境で働く精神科看護師は，身体科看護師とは職場環境が異なるため，精神疾患特有の症状をもつ患者の対応において，葛藤やジレンマをもつことが報

精神科看護師における職務継続意思評価尺度の開発に向けた予備調査

告されており[7, 8]，他科と異なった特殊性がある。精神科看護の質を保証し，安全安楽な看護を提供するためには，精神科看護師の職務継続意思を高めることが重要である。

　しかし，精神科看護師の職務継続の要因を明らかにした研究は，精神科救急病棟に勤務する看護師を対象にした研究[9]に限局している。入院基本料別における精神科病床数は15対1入院基本料病棟がもっとも多く，次いで精神療養病棟入院料が多い[10]ことから，精神科看護師を包括的にみた職務継続の要因を明らかにする必要がある。そこで筆者らは，精神科看護師133名を対象に職務を継続する要因について，自己記入式質問紙調査を実施し，質的に分析した。その結果，精神科看護師が職務継続する要因として，「相談できる存在がいる」「やさしく尊敬できる存在がいる」「話したりコミュニケーションがとれる存在がいる」「理解してくれる人の存在がいる」「雰囲気がよく人間関係が良好」「精神科看護に魅力ややりがいがある」「利便な労働環境」であることを明らかにした[11]。

　職務継続意思を高めるためには，看護管理者の支援が必要であることが報告されており[4]，職務継続意思の低下を早期に発見し，介入するためには，精神科看護管理者が精神科看護師の職務継続を面接等で客観的に測定できる評価尺度の開発が急務である。そこで，精神科看護師の職務継続意思評価尺度の開発に先がけ，精神科看護師の職務継続意思に影響する要因を精選した。

研究のデザイン

1) 研究目的

　精神科看護師の職務継続意思に影響する構成因子を明らかにする。

2) 用語の定義

(1) 精神科看護師

　精神科単科の精神科病院が有する精神病棟入院基本料15対1および精神療養病棟に勤務し，主に精神障害者をケアする看護師・准看護師とする。

(2) 職務継続意思

　現在勤務している精神科病院にて今後も精神科看護師として仕事を継続する意思。

調査対象・調査期間

　九州地方の単科精神科病院の看護基準15対1の病棟または精神療養病棟に勤務する看護師51名を対象とした。調査期間は2020年9〜10月である。

研究方法・分析方法

1) 質問項目

(1) 個人属性

　年齢，性別，看護師経験年数，精神科看護師経験年数，現在の精神科病院での経験年数，資格，現在の所属病院での職務継続意思の有無。

(2) 精神科看護師の職務継続意思評価尺度原案

　筆者らは，2012年に精神科看護師133名を対

象に「いまの病院で仕事を続けることができた理由」に関する質的調査を行い，精神科看護師の職務継続意思に影響する要因35項目を同定した。本研究では，精神科看護師の職務継続意思に影響する35項目を職務継続意思評価尺度原案とする。評定は，「5.とてもあてはまる」から「1.あてはまらない」の5件法とした。

2) 分析方法

分析には, IBM SPSS Statistics 25 for Windowsを使用し，すべての分析で有意水準を5%未満とした。

(1) 項目分析

尺度原案である35項目において，天井効果と床効果，歪度，尖度，修正済み項目合計相関（CITC）を確認した。天井効果は，平均値＋標準偏差＞6，床効果は，平均値−標準偏差＜1とした。尖度は±1を超える項目，CITCは.30以下を削除基準とした。項目間相関は研究対象者数を踏まえ，$r = .85$以上を削除対象とした。

(2) 探索的因子分析

項目分析により抽出された項目を用いて探索的因子分析（最尤法，プロマックス回転）を行った。Kaiser-Meyer-Olkinの標本妥当性の測定とBartlettの球面妥当性の検定を行い，因子分析に適合していることを確認した。スクリープロットを参考にし，因子数を固定値1以上とし最尤法・プロマックス回転にて因子分析を行った。予備調査であるため，幅広い解釈が必要と考え，因子負荷量≧.35を採用した。分析結果を，精神科看護師における職務継続意思評価尺度とした。

(3) 信頼性の検討

内的整合性の確認は，尺度全体と下位尺度においてCronbach's a 係数を算出し，$a = .75$以上を基準とした。

倫理的配慮

対象施設の施設長・看護部長から同意を得た後，研究対象者には書面にて，研究の趣旨，倫理的配慮，研究参加の自由およびデータの匿名性について説明した。配布と回収は，看護部に依頼し，2週間の留置法にて実施した。本研究は九州看護福祉大学研究倫理審査委員会（承認番号：31-027）と施設の倫理審査委員会の承認を得て実施した。本研究を実施するにあたり利益相反はない。

結果

九州地方の単科精神科病院1施設に勤務する精神科看護師51名に質問紙を配布し，38名から回収した（回収率74.5%）。欠損がないことを確認し，38部すべてを分析対象とした。

1) 基本属性

分析対象者の平均年齢は49.8 ± 14.4歳，女性25名（65.8%），男性13名（34.2%）であった。また，看護師経験年数は23.7年 ± 15.7年，精神科経験年数の平均は17.5 ± 13.7年，現在所属する病院継続勤務年数の平均は14.9 ± 12.8年であった。職務継続意思は，ある22名（57.9%），どちらでもない13名（34.2%），なし3名（7.9%）

精神科看護師における職務継続意思評価尺度の開発に向けた予備調査

であった（表1）。

2）項目分析

　各項目の平均値と標準偏差において35項目のうち，天井効果のあった5項目および歪度の削除基準に該当した5項目を削除した。尖度およびCITCの削除基準に該当する項目はなかった。項目間相関係数では，r＝.85に該当した項目に4項目を削除した（表2）。項目分析により20項目を精選した。

3）探索的因子分析

　項目分析により抽出された20項目を用いて探索的因子を実施した。Kaiser-Meyer-Olkinの標本妥当性の測度では.66を示し，Bartlettの球面検定は有意な差（χ^2=571.711,df=190,p＜.001）を認めた。因子負荷量が0.35以下の項目がないこと，因子パターンが単純構造であることを確認した。最終的に4因子20項目が精神科看護師の職務継続意思評価尺度の質問項目を抽出した。因子間相関は.05～.57であった。第1因子は「精神科の仕事にやりがいがある」「患者とのかかわりのなかでやりがいがある」などの6項目で構成され，精神科看護のやりがいや意欲に関する内容であり，【精神科看護のやりがい】とした。第2因子は「スタッフがやさしい」「職場の人間関係が良好である」など8項目で構成され，人的な職場環境に関することであり，【良好な人的職場環境】とした。第3因子は「助けてくれる上司がいる」「助けてくれる先輩がいる」などの4項目で構成され，上司・先輩に関することから【上司・先輩の理解やサポート

表1　精神科看護師の基本属性(n＝38)

年齢　（年齢±標準偏差）	49.8±14.4
性別	人数（%）
男性	13（34.2%）
女性	25（65.8%）
看護師経験年数（年数±標準偏差）	23.7±15.7
精神科経験年数（年数±標準偏差）	17.05±13.7
所属病院勤務継続年数（年数±標準偏差）	14.9±12.8
資格	人数（%）
看護師	18（47.4%）
准看護師	20（52.6%）
職務継続意思	人数（%）
ある	22（57.9%）
どちらでもない	13（34.2%）
なし	3（7.9%）

がある】とした。第4因子は「相談できる同僚がいる」「話せる同僚がいる」の2項目で構成され，相談できる同僚の存在であることから【相談できる同僚の存在】とした（表3）。

4）内的一貫性による信頼性の検討

　精神科看護師の職務継続意思評価尺度の4因子におけるCronbach's α係数は第1因子【精神科看護のやりがい】が.91，第2因子【良好な人的職場環境】が.90，第3因子【上司・先輩の理解やサポート】が.89，第4因子【相談できる同僚の存在】が.87であった。すべての下位項目において高い内的一貫性による信頼性が確認された（表3）。4因子全体ではCronbach's α係数.92と強い内的一貫性が確認された。以上の

表2　精神科看護師の職務継続意思評価尺度原案（35項目）の項目分析による削除項目(n=38)

項目	M±SD	歪度	尖度	項目間相関
助けてくれる上司がいる	3.97±1.00	-1.58	3.01	-
相談できる先輩がいる	3.78±0.98	-1.25	2.10	-
助けてくれる同僚がいる	3.76±0.90	-0.47	-0.32	-0.20～0.93
尊敬できる先輩がいる	3.76±1.01	-1.01	1.35	-
気が合う同僚がいる	3.97±0.85	-0.22	-0.96	-0.15～0.94
コミュニケーションがとれる同僚がいる	4.18±0.96	-	-	-
話せる上司がいる	3.89±0.99	-1.39	2.43	-
コミュニケーションがとれる上司がいる	3.97±0.93	-1.05	1.69	-
職場の雰囲気がいいと感じている	3.32±1.07	-0.40	-0.47	0.12～0.88
精神科看護の魅力がある	3.47±0.95	-0.12	0.08	-0.06～0.91
残業がない	4.03±1.17	-	-	-
定時で終業できる	4.13±1.10	-	-	-
自宅から近い	3.84±1.39	-	-	-
通勤が便利である	3.82±1.23	-	-	-

結果から，精神科看護師の職務継続意思における構成因子の信頼性は支持された。

考察

1）精神科看護師の職務継続意思に関する構成因子の妥当性

　内容妥当性は，本尺度を構成する項目が，精神科看護師を対象とした職務継続意思につながる質的調査から得たデータを基盤としていること，看護管理者および精神看護学の研究者，現在臨床で精神科看護を実践している看護師から職務継続に影響する因子であることを検討した。また統計学を専門とする研究者から統計解析について確認し，これらのことから，精神科看護師の職務継続意思に影響する要因を測定できると考えた。

2）精神科看護師の職務継続意思に関する構成因子の信頼性

　尺度全体とすべての下位尺度のCronbach's α係数は0.8以上で，十分な内的一貫性を有していた。

3）精神科看護師の職務継続意思に関する構成の汎用性

　本研究で開発した精神科看護師における職務継続意思評価尺度は，4因子20項目からなり，臨床で活用するにあたり負担が少ない因子構成といえる。また，看護管理者が人材育成に活用

表3　精神科看護師の職務継続意思評価尺度の因子構造(n=38)　＊最尤法，プロマックス回転

第1因子　精神科看護のやりがい (Cronbach's　α＝.91)				
精神科の仕事にやりがいがある	.97	-.12	-.00	.17
患者とのかかわりのなかでやりがいがある	.93	-.00	.12	-.11
精神科の仕事に目標がある	.88	.06	-.14	.25
仕事に新しい学びがある	.84	.00	-.04	-.18
精神科病院でがんばりたい	.76	.07	.17	-.13
休みが多い	.35	.31	-.17	.06
第2因子　良好な人的職場環境 (Cronbach's　α＝.90)				
スタッフがやさしい	-.13	1.04	.06	-.12
職場の人間関係が良好である	.06	.80	.12	-.12
話しやすい職場環境である	.00	.79	.22	-.06
相談しやすい職場環境である	.01	.74	.28	.02
尊敬できる同僚がいる	-.10	.73	-.34	.43
勤務調整がしやすい	.25	.57	-.38	.03
職場が協力的である	.33	.49	.12	-.00
職場で認められている	.10	.45	.24	.00
第3因子　上司・先輩の理解やサポート (Cronbach's　α＝.89)				
助けてくれる上司がいる	.05	-.01	.91	.00
助けてくれる先輩がいる	-.10	.07	.81	.21
理解してくれる上司がいる	.01	-.04	.78	.17
やさしい先輩がいる	.04	.12	.72	.03
第4因子　相談できる同僚の存在 (Cronbach's　α＝.87)				
相談できる同僚がいる	-.07	-.06	.23	.93
話せる同僚がいる	.10	-.07	.15	.80
因子相関行列	第1因子	-	.57	.22	.048
	第2因子		-	.37	.28
	第3因子			-	.10
	第4因子				-

するだけでなく，看護師自身が現在の職場を継続するために困難を生じた場合，自己がおかれている状況の把握ができる可能性をもつ因子構成である。

4）精神科看護師の職務継続意思評価尺度の構成因子

精神科看護師の職務継続意思は【精神科看護のやりがい】【良好な人的環境】【上司・先輩の理解やサポート】【相談できる同僚の存在】の4因子によって構成されていた。

第1因子【精神科看護のやりがい】は「精神科の仕事にやりがいがある」「患者とのかかわりのなかでやりがいがある」などから構成されている。精神科看護師の感じるやりがいについて，藤森らは[11]患者と一緒に過ごすことや患者との良好なコミュニケーションなどから看護の達成感につながると報告している。精神科看護において，コミュニケーションを活用した看護ケアは重要である。それが，精神科看護の魅力や精神科看護を好きになることにつながり，がんばりたいとの意欲となって，【精神科看護のやりがい】が職務継続意思となる精神科看護師に特化した特徴的な因子である。

第2因子【良好な人的環境】は「スタッフがやさしい」「職場の人間関係が良好である」などの項目から構成されており，看護師の人間関係に関することであった。

精神科看護師は精神科看護の多様性と難しさや患者の暴言による悩みから自分のケアに自信がもてないことがあると報告されている[12]。それらに対し，人間関係が良好で相談しやすい環境であることは，ケアに自信がもてなかったり，悩んだりしたときに対処する有用な方策である。良好な人間関係は精神科看護師の職務継続意思につなげる必要な因子である。

第3因子【上司・先輩の理解やサポート】は，「助けてくれる上司がいる」「助けてくれる先輩がいる」から構成されている。身体科看護師においても上司・先輩の承認やサポートは職務継続意思の要因であることが明らかにされており[13]，精神科看護師のみならず身体科看護師も同様であり，職務継続意思に必要な因子である。

第4因子【相談できる同僚の存在】は，「相談できる同僚がいる」「話せる同僚がいる」から構成されている。身体科看護師においても同僚との関係は職務継続意思の要因であることが明らかにされており[5]，精神科看護師においても職務継続意思に必要な因子である。

研究の限界・今後の展望

本研究は精神科看護師に特化した職務継続意思に影響する因子を抽出することができた。しかし，「スタッフがやさしい」の因子負荷量は1.0以上を示した。本研究の対象者数は38名であり，項目間相関 r を.85以上と設定したことが因子負荷量を高めたと考えられる。信頼性・妥当性のある精神科看護師の職務継続意思評価尺度を開発するためには，対象者数を拡大し検討する必要がある。

結語

本研究では，精神科看護師の職務継続意思評価尺度の開発における予備調査として，精神科看護師51名を対象に質問紙調査を実施した。探索的因子分析（最尤法，プロマックス回転）を実施した結果，【精神科看護のやりがい】【良

精神科看護師における職務継続意思評価尺度の開発に向けた予備調査

好な人的環境】【上司・先輩の理解やサポート】
【相談できる同僚の存在】の4因子20項目で構
成された。また，内容妥当性，因子的妥当性が
認められたことから，今後，本調査で精度を上
げることによって精神科看護師の職務継続意思
を十分に評価できると考えられた。

謝辞

本研究を進めるにあたり，アンケート調査に
ご協力いただきました精神科看護師のみなさま
ならびに各施設の施設長，看護部長に厚く御礼
申し上げます。

〈引用・参考文献〉
1）厚生労働省：地域医療構想策定ガイドライ
ン. https://www.mhlw.go.jp/file/05-Shingikai-
10801000-Iseikyoku-Soumuka/0000088511.pdf（2021
年5月8日最終閲覧）
2）厚生労働省：精神科病院における看護職員
確保の現状について. https://www.mhlw.go.jp/
content/10801000/000508471.pdf（2021年5月8日
最終閲覧）
3）上田智之，山崎登志子，下條三和，濱嵜真由美：
看護師の感情労働とバーンアウト傾向との関連
——一般科看護師と精神科看護師との比較. ヒュー
マン・ケア研究, 18（1）, p.15-24, 2017.
4）Anthony,M.K.,Standing,T.S.,Glick,J.,Duffy,M.,
Paschall,F.,Sauer,M.R.,Sweeney,D.K.,Modic,M.
B.,Dumpe,M.L：Leadership and nurse retention—
the pivotal role of nurse managers. The Journal of
Nursing Administration, 35（3）, p.146-155, 2015.
5）撫養真紀子，池亀みどり，河村美枝子，清水厚
子，志田京子，勝山貴美子，北井明，上野恭裕，
青山ヒフミ：病院に勤務する看護師の職業継続
意思に関連する要因の検討. 大阪府立大学看護
学部紀要, 20（1）, p.29-37, 2014.
6）厚生労働省：病院報告（平成31年2月分概
数）：https://www.mhlw.go.jp/toukei/saikin/hw/
byouin/m19/dl/1902kekka.pdf（2021年5月8日最
終閲覧）
7）國井享奈，小檜山敦子，鈴木英子：看護師の患
者に対する陰性感情. 日本健康医学会雑誌, 27
（4）, p.359372, 2019.
8）木村克典，松村人志：精神科入院病棟に勤務
する看護師の諸葛藤が示唆する精神科看護の問
題点. 日本看護研究学会雑誌, 33（2）, p.49-59,
2010.
9）川口史穂子，常盤大輔：精神科救急病棟に勤務
する看護師の職務継続意思に影響する要因. 日
本精神科看護学術集会誌, 59（1）, p.446-447, 2016.
10）厚生労働省：平成28年度精神保健福祉資料（630
調査）—精神病院の状況　入院料等の届出状況
（病院数）, https://www.ncnp.go.jp/nimh/seisaku/
data/630/（2021年5月8日最終閲覧）
11）藤森由子，片岡三佳，藤代知美：精神科看護
師のやりがいに関する実態調査. 三重看護学誌,
19, p.29-33, 2017.
12）瀧下晶子，出口禎子：民間精神科病院に勤務す
る2年目の看護師の経験—2年目の看護師6名の
語りから就労継続支援を考える. 日本精神保健
看護学会誌, 27（2）, p.10-18, 2018.
13）関井愛紀子：新人看護師の職務継続意欲に関す
る職場環境要因. 新潟医学会雑誌, 129（9）, p.501
- 511, 2010.

訪問看護師が受ける暴言・暴力をめぐって
精神科訪問看護ならではの考え方

看護師が受ける暴言・暴力，ハラスメントの問題について，訪問看護の現場でも対応に苦慮している事業所は多い。今回の座談会は，かねてから行われている暴力予防の対策，取り組みの改善のため，実際に訪問看護師として従事している方々の実践からヒントを得ることを目的とした。話し合いは訪問看護師が問題とどのように向き合っているのか，暴言・暴力，ハラスメントのとらえ方，利用者との適切な距離感，関係性など多角的な視点で展開された。

● 〈執筆者〉

藤田茂治　　ふじた しげはる[1]
矢山　壮　　ややま そう[2]
宮本満寛　　みやもと みつひろ[3]
安保寛明　　あんぼ ひろあき[4]
松本和彦　　まつもと かずひこ[5]
梅原敏行　　うめはら としゆき[6]
南　香名　　みなみ かな[7]
小成祐介　　こなり ゆうすけ[8]
村尾眞治　　むらお しんじ[9]
田中浩二　　たなか こうじ[10]

1) 訪問看護ステーションりすたーと（埼玉県さいたま市）所長
2) 関西医科大学看護学部・看護学研究科（大阪府枚方市）講師
3) らいず訪問看護ステーション（石川県七尾市）統括責任者／精神科認定看護師
4) 山形県立保健医療大学看護学科（山形県山形市）教授
5) プラスワン訪問看護ステーション（佐賀県鳥栖市）統括所長／精神科認定看護師
6) 訪問看護ステーションおあふ（宮崎県宮崎市）所長
7) 訪問看護ステーションルーナ（兵庫県神戸市）所長
8) 特定非営利活動法人宮古圏域障がい者福祉推進ネットレインボーネット（岩手県宮古市）相談支援専門員／精神科認定看護師
9) 訪問看護ステーションReafくるめ（福岡県久留米市）精神科認定看護師
10) 金沢大学医薬保健研究域保健学系（石川県金沢市）教授

はじめに

藤田　今日，みなさんと話し合っていくテーマ「訪問看護師が受ける暴言・暴力をめぐって」は矢山先生からの発案です。矢山先生，まずはこのテーマの背景を説明していただけますか？

矢山　承知しました。いま私は，滋賀県が組織する，滋賀県訪問看護師・訪問介護職員安全管理・離職防止対策事業検討会の委員として在宅における介護・看護での暴力やハラスメントへの対策に携わっています。また，海外での取り組みや総合病院の暴力・ハラスメント対策の知見などを用いて，地域ケアに従事するみなさまへ暴力予防のノウハウを提供する研修会を開催しています。

以前，訪問看護師が利用者から提供された薬物を混入した飲食物を口にして，意識障害となり入院となったケースがありました。こうしたケースを防ぐための1つの方法として事業所は，「利用者・家族から飲食物等を受け取ることは禁止」という規定を定めるように推奨されてい

ます[1]。実際，研修でも〈お茶をしつこくすすめてくる利用者・家族からに対する断り方〉をロールプレイで行っていたります。それほど，しつこくすすめてくる利用者などへの断り方に悩んでいる方は非常に多いというのが現状なのです。

ただ，私自身がいま感じている課題として，従来の暴力予防や対策のノウハウが必ずしもあてはまらないケースが多いのではないかと感じています。特に定期的に意見を交わしているみなさまの普段の訪問看護を見聞きするにつけ，それは強く感じます。たとえば，お集まりのみなさまの場合，利用者・家族から提供されるお茶を普通に飲まれたり，比較的密接にかかわっていらっしゃったりします。そこで，利用者・家族との関係性の問題も含めて，暴力のリスクアセスメントについて，みなさんがどう考えているのか，体験を含めて語っていただくことで，暴言・暴力について頭を悩ませている地域ケア従事者にとってより身近で実践的なノウハウのヒントが見つかるのではないかと思っています。

利用者さんから提供される飲食物に対して

藤田 ありがとうございました。病院・地域にかかわらず暴言・暴力の問題は非常に複雑な問題です。実際に被害を受けて傷ついている人もいます。そうした事実をふまえたうえで，私たちがどう暴言・暴力に向き合っているか，話し合えたらと思います。問題は複雑なので，あえて身近なところから。南さん，いかがですか？　利用者さんや家族から飲食物を提供され

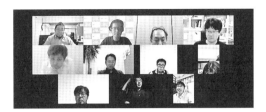

Zoomの座談会出席者

た場合，どうしていますか？

南 ちょうどこの間，新規の利用者さんのお宅に2名でうかがったのですが，暑いなかで迷子になってしまったのです。20分くらい山道を歩いてようやく着いたのですが，あいさつもそこそこに，お茶を出していただいたので「ありがとうございます！」と言って一気に飲みました。

藤田 そりゃ飲むよね。

南 喉が渇いていたから。ただ，そういう状況でなくても私は出されたものは断ったことないです。ただ，めちゃくちゃ汚いコップで出てくるときがありますよね？

藤田 あるある。

南 1週間くらい洗ってないやろこのコップ，みたいなコップ。あるいはこれずっと常温で置いてた牛乳やな？　みたいな牛乳。しかもそれを黒酢で割ったやつとか。それでも私，飲みます。「ここで断ったら私なんか無粋やな」と思って飲みます。まあ，それでお腹が痛くなったりすることもないわけではないですが，そのときは利用者さん本人に「この間の牛乳，腐ってたと思うで」とは伝えますね。そう伝えたところで，特にその後の関係性がこじれるというわけでもなく。

これはあくまで私の意見ですが，もし利用者さんや家族から出されたものに何かが盛られて

いたとしてたら，「何してくれてんねん！」とは
言うだろうと思いますが，飲んだ自分の責任だ
と感じると思います。心のどこかで「変なもん
盛られることはないやろ」と思ってるから飲ん
でるんでしょうね，たぶん……。

藤田　それは精神科看護の専門的な目で「大
丈夫だ」という判断を働かせることができてい
るから，飲めるのでしょうね。ちなみに私の場
合，断るときあります。

一同　へー！

藤田　やかんの出口が茶渋か何かで固まっ
ていて，ちょろちょろとしか出なくなってい
る。それで注ぐお茶は勘弁してよと思う。飲
むまで相手が引かなかったから飲みましたけど
……，お茶がぬるっとしてるんですよ。その場
合はちゃんと「ぬるってしていますよ」と伝え
る。南さんが「この間の牛乳，腐ってたと思う
で」と相手に伝えたように，「ちゃんと伝える」
関係がポイントなんだろうと思います。村尾さ
んはどう？

村尾　基本的には私もいただきますよね。あ
まり断ったことないです。ただ一度だけ，ず
いぶん前に訪問に行かせていただいた方がみか
んジュースを出してくれました。その方，い
つもちゃんとコップを注いで出してくれる方で
した。ただ，あきらかにジュースの色が変わっ
ているんですよ。みかんの色じゃない。「わぁ
……どうしよう」とは思ったんですが，せっか
く出してくれたのだからと，本人さんも一緒に
飲みました。飲んだ瞬間，お互い渋い顔。本人
も「これはおかしい」と消費期限を見てみたら，
何年も前のものでした。ただ悪気があってそれ
を出したわけではないんです。本人からは「ご
めん」と言われました。

藤田　あるねぇ，そういうこと。宮本さん
は？

宮本　私どもの事業所がある石川県は，みな
さんご存知のように，おもてなしで有名な県で
す。おもてなしが生活のなかに定着しているん
です。だから，訪問でも「どうぞー」といろい
ろ出してくれる。お金も十分にもっていない利
用者さんでも，ちょっと待ってと自販機で買っ
てきてわざわざ出してくれたりします。たしか
に汚れたコップで飲み物を出されるときには断
ることもあるけれど，基本，いただいています
ね。

藤田　どう，梅原さんのところは？

梅原　うちの場合もみなさんと一緒ですよ。
何かリスクを想定して断ったりした記憶はない
ですね。……矢山先生の顔が「想定外だ」みた
いになっていますが……。

矢山　続けてください（笑）。

藤田　ここに出てきているメンバーに聞け
ばそうなりますよ（笑）。「何か盛られるんじゃ
ないか」というより，相手がおもてなしをしよ
うとする気持ちをくみたいという思いが優先し
ますよ。

梅原　そうですね。

藤田　ただ矢山先生が話してくれたような，
訪問看護師が実際に被害者になってしまうケー
スがあるのも事実。それをどう防いでいくかは
私たちが安心・安全に訪問活動を続けられるた
めには重要な論点です。

松本　私たちの事業所の場合，取り交わす契
約書のなかで契約を解除する事項としてハラス
メントを盛り込んでいます。暴力あるいはハラ
スメントと思われる事態があった場合，契約は
解除させていただきますと。これまで1名の方

が契約解除となりました。訪問看護に対して無理な要求を言う方で，さらには訪問看護師の人格否定にまで及んだ。これでは建設的な関係の継続はできないため，お断りしました。

　個人的にも暴力は一発でアウトだと思っています。暴力を振るわれた側は心身ともに相当な傷を負うわけですから。暴力を擁護する余地は何一つないとは思っています。

　藤田　そうしたことが発生するのは関係性のあり方に影響を受けるところがあるのではないかと思います。これは私が見聞きした範囲で言うのですが，「断る」という判断をなかなかできない訪問看護ステーションもあります。精神疾患の方へも訪問をしているけれど，主にはそれ以外の訪問をなさっている事業所です。どうしても「看護師は奉仕をしなければいけない」と，けっこうギリギリまで関係を続けていたりする。極端な場合，24時間の対応体制をとって，「ちょっと背中かゆいから来てよ」と言われて実際に行く，みたいなケースも聞きました。これは精神科訪問看護としては適切な関係性のとり方とは言えません。こうした関係性，あるいは距離の近さを見誤ると，訪問看護師にとって危害となるようなことが生じやすいのかなとも思います。

　編集部　契約の際に，暴力のリスクアセスメントなどは行っているのでしょうか？

　松本　暴力のリスクアセスメントというか，これは対策的なものですが，たとえばかつてなんらかの事件を起こしたことがある人へ訪問する場合，ドアを開けておく，鍵は閉めないでおく，などの対応はしています。あるいは複数名訪問加算の指示を医師からもらっておくなどですね。複数で訪問することで，余裕をもってそ

の方をアセスメントできます。いずれにしても実際にその方とお会いして，お話をしてみて，自分の頭で考えないといけないこともあるというのが実情です。

　安保　私からもいいですか？　訪問看護で起きるかもしれない暴言・暴力の話と，矢山先生が紹介してくれた薬物の混入の話は整理して話したほうがいいと思います。

　危険な薬物を混入するというのは，だいぶ計画性がありますし，自分の都合のいいように状況が展開してほしいという感覚が，相手の自由を奪うという行為として現れている。暴言・暴力も同じような形で生じることもありますが，多くの場合は，計画性の低い衝動的なストレス対処や関係性への抵抗として現れると私は見ています。

　いずれにしても，援助側が権威をふりかざして抑圧的に振る舞うと，それに抵抗しようとコントロール欲求が出てきてしまう危険性があります。たとえば「今度○○したら先生に言って入院の可能性を検討しますよ」と伝えることはこちらから相手をコントロールしようとするメッセージになるので，それに対して相手が報復をしようと考えてしまう可能性があります。もちろん，だからといって，訪問看護で生じる暴言・暴力には援助者側に非があるというわけではまったくありません。

　さて，松本さんが話してくれた複数名で訪問している間にアセスメントするというのは有効だと思います。この座談会の出席者の場合，早い段階でリスクを察知したり，相手がコントロール欲求をもたないですむように，権威的にふるまわないようにしたりという感覚があるのではないかと感じました。

藤田　安保さん，ありがとうございます。

　いまの話から，以前，研修に講師として登壇していただいた埼玉県精神障害者家族会連合会の岡田久美子さんが仰っていたことを思い出しました。家族が当事者から受ける暴力についてです。暴力を振るうほうは最初から「暴力を振るってやろう」と思っているわけではなくて，誤った対応が積み重なった結果，本人は暴力という方法しかとれなくなってしまう。ある意味でそれは，防衛だったり抵抗だったりの1つの表現形であるという内容でした。

松本　それはあると思います。暴力っていうのは僕もいままでの経験のなかで1回くらいしかないのです。暴言はけっこうありますけどね。暴言が出てきてしまうのにはそれなりの理由があります。ですから，私たちが行っている精神科訪問看護の場合，その方の暴言や表出している怒りの背景を考えます。それに対して向き合い，しっかり話をさせていただいたうえで，訪問を続けるか続けないかの判断をしなければならないと思います。当然，訪問側にいたらない点があって，その暴言となった場合にはしっかり受けてそれを改善するといきます。

田中　私は訪問看護で働いたことはないのですが，思い出す限り，3度暴力に巻き込まれました。それは全部新人に近いころのことです。いちばん最初に暴力を受けたのは統合失調症の患者さんからで，顔面を殴られました。いま振り返れば，無意識のうちにこちらが相手をコントロールしようとして，それが相手にとって脅かされる感覚を抱かせて暴力にいたったのだろうと理解しています。その次に受けたのは薬物依存症の患者さんからで，夜勤のときに「タバコを吸わせろ」ということを言われて，

それは無理なので，ただただ話を聞いていました。おそらく患者さんにとって私の対応は“暖簾に腕押し”みたいな感じで，何を言っても響かない苛立ちがあったのでしょう。それで殴りかかられましたが，運よくかわせました。3回目は知的障害の患者さんに保護室のなかで対応していたら，出てこようとして腕をがぶっと噛まれました。ただ，これは衝動的なものだったと思います。私が精神科で経験した暴力は，脅かされる感覚や抑圧への反応のような感じだったので，この気づきから以降は（多少の介護抵抗的なものはありましたが）暴力に巻き込まれるということはなくなりました。暴力の理由がわかったことで，相手の理解や関係構築が深まったこともありましたし，ある程度予測や回避することにもつながったように思うのですが，飲食物に危険な薬物が，という話は，もし自分がそういう場面に遭遇しても予測できないだろうなと思うと，怖いなと思います。

藤田　田中先生，ありがとうございました。さて南さん，いまの全体の話のなかで女性という立場で男性のお宅に訪問するときに怖さや危険をどのようにとらえていますか。

南　女性で受けがちなのはどうしてもセクハラ的なところだと思います。以前ボディタッチが続いて，「やめてください」と言ってもだめなときがあり，ほかのメンバーさんに行ってもらって「私がこれから訪問に来ます」と伝えたら，一切そうした行為がなくなったということはありました。そのときも「怖いな」とか「嫌だな」とかはなかったですね。うーん。それに暴言とかは男女問わずありますよね。そのときはこっちもケンカみたいになります。その場合，「これでは私たちは関係性が築けないので

訪問の意味がありません」と訪問を中止するということはありました。暴力は……経験ないですね。

藤田 実は私も暴言を受けることは多々ありましたが，それ以上のことにいたるような，身体的な危害を受けるようなケースはこれまであたったことはないのです。

「ちゃんと伝える」ということ

矢山 ここまでみなさんの意見を聞いていて，まだうまく整理つかないのですが，みなさんの場合，暴言やハラスメントはあるけれど，暴力を振るわれたことはほぼないということはわかりました。

ここで少し共有したいことがあります。2019（平成31）年に厚生労働省が実施した「介護現場におけるハラスメントに関する調査研究事業実態調査」の調査結果です。いままで医療機関での暴力・ハラスメントの調査が多かった現状で，これは大切な視点だと思います。訪問看護師の安全を守るという意味では，こうした事象があることをあきらかにして，では，どう対処すればいいのかを検討するというのが現在の段階であり，私たちが行っている訪問看護師が利用者・家族から受ける精神的・身体的暴力などのハラスメント対策の研修会に連なってきているのだと考えています。

いずれにしても，この「介護現場におけるハラスメントに関する調査研究事業実態調査」では，訪問看護において過去1年間で，身体的暴力では45.4％，精神的暴力では61.8％，セクシュアルハラスメントでは53.4％の割合で遭遇していることがあきらかになっています。この調査結果と今日お話しいただいているみなさまの体験。この違いはなんだろうかとこれまでの話を聞いて思っていました。

藤田 先ほど，多くの訪問看護師は「けっこうギリギリまで関係を続けて」しまうと言いましたが，私の考えでは，そうした態度が影響しているのではないかと思っています。いわば「不快を容認」してしまっている状態。だから不快を不快と感じることを「看護師という使命感」が覆い尽くしてしまって，なおさら利用者さん・家族との関係が歪になる。そこで暴力的な事象も発生しやすくなる。今日出席している訪問看護師は，かかわりにおいてその線引きができているからこそ，暴言を受けることはあれど暴力にはいたっていないと，ひとまずは言えるのではないでしょうか。

村尾 いま藤田さんが言ってくれたことに関連して，私も利用者さんに対して，不快と思ったらそう伝えています。看護師はなんでもできるわけではないですから。暴言を吐いて反発する人もいますが，きちんと伝えることで関係は継続できています。これって「人としてつきあっていく」ということだと思うのです。利用者さんとか患者さんである前に人，私も看護師である前に人なので，そこを明確にする意味でも「ちゃんと伝える」ことが大事だと思います。

「暴力」について語るときに

宮本 一口に暴力といっても，看護師側の受けとり方という問題もあるでしょうね。

藤田 先ほど矢山先生のあげてくれた調査結果のパーセントだけをみて判断はできません。ここは慎重に議論していかなければならな

いと思いますが，不適切なケアへの反応としての介護抵抗を“暴力”と考えるケースもあり得ます。私からすれば相手の人権や人格とか無視したようなケアであれば，それは抵抗を受けるだろうなとは思います。安保先生の言葉を借りれば，抑圧への抵抗ですね。

　　村尾　暴言や暴力は本来あってはいけないことです。言語道断ということもいえますが，それがどうして生じてしまったのか，あるいはかかわりそのものがそうした反応を招いてしまったのかという観点からの検討はあってしかるべきだと思います。

　　藤田　それに暴言・暴力などに対するこちら側の受けとり方も多様なわけです。ここがこのテーマを複雑にしているところでもありますが，小成さんはどう考えますか？

　　小成　はい。私は病院勤務時代，認知症治療病棟でも仕事をした経験もあり，介護抵抗は患者さんの自然な反応だと感じています。また介護抵抗に対するスタッフの感覚も多様であったと思います。「こんな傷だらけになってもう嫌だ」という人もいれば，「仕事するうえではあたりまえだから気にしない」という態度の人もいました。精神的な部分も同じ。暴言を吐かれたときも，「もうそんなこと言って〜」という反応を示す人もいれば，「あんなこと言われたら，もうあの人に看護することなんてできない」と落ち込んで，立ち直ることもできず，職場を変えざるを得ないところまでいってしまう人もいる。だからこそ看護における暴力・暴言の問題はなかなか一刀両断には語りづらい。それでもなお心にとどめておかなければならないことは，「あなたにとって『たいしたことはない』」と思えるようなことでも，人によっては深く傷つ

く人がいる」という点だと思います。そうしないと，看護師が受ける暴言・暴力を過小評価したり，逆に過大評価してしまったりすることになりますから。

　　藤田　ありがとうございます。いま小成さんが指摘してくれたのは精神科看護における暴力・暴言について語り合うときに必須の視点だと思います。この視点がないと，実際に被害を受けたスタッフの傷つきの体験が軽視されてしまいます。そのうえで，それがどういったことから生じたのか，関係性のつくり方によって生じた可能性——くり返しになりますが，援助側の抑圧的なかかわりへの抵抗ということです——があるのであれば，そこを真摯に見直していくことで次なる被害を最小限にしていけるのではないでしょうか。

　　安保　暴言・暴力が発生したその瞬間だけに着目してしまうと，被害を受けた看護師と加害した人，という構図でしかみられなくなってしまいますから，藤田さんのいうように，次なる被害を最小限にするためには，行為そのものだけに着目せずに，そうした行為をとらざるを得なかった背景，たとえば自由と尊厳を奪われる行為に対する対抗手段が残念ながら暴言・暴力として表れてしまったという観点をもつことが必要なのだと思います。

　　矢山　私自身，訪問看護における暴力対策に対する違和感というか落とし込めないままでこのテーマを振らせていただいたのですが，端的に暴言・暴力が発生したその瞬間だけではなくて，関係性という観点からあらためて考えていかないといけないと思いました。

✐ どう回復しているのか

安保 実際問題，暴言とか受けると心理的ダメージはありますよね。みなさんは暴言のほうはけっこう受けたことがあるようですから，どうやってそのダメージを緩和していったのか，そのあたりを聞いていきたいですね。

矢山 補足なんですが，『平成30年版過労死等防止対策白書』では，看護職等が精神障害となる事案の割合が多く，具体的な出来事として暴力・暴言の被害者となったものが44.2%と高い割合が示唆されています。

村尾 正直，暴言ってへこみますよね。「なんでこんな理不尽なことを言われなければならないんだ……」とへこんで，落ち込んで，ひきずるものです。ただ楽観的な性格だからかもしれませんが，ほかのスタッフに愚痴を言ったりすることで気がついたら回復していて，またがんばろうという気持ちになれています。

南 私の場合，暴言を言われてもへこみません。……へこまないっていうのとは違うか。もちろんストレスにはなります。へこむってことは「もっと自分だったらうまくやれたんじゃないか」って考えているからだと思うのですが，もともと自分はそんなにうまくやれるとは考えていないのです。ただその場その場で，全力で，100%の力でやっている。だから，「もっとできたのに」という感じではへこみません。

あと，人格を否定されるような暴言を言われた場合，病気がそうさせていると考えるので，むしろ「むちゃくちゃしんどそうやな。きついやろな」という感じで受けとめられています。だけど，「こいつただ単に性格悪いだけちゃうか」と思うときもありますよ（笑）。全然，症状

とかではない。ただ単にでは私を攻撃しようとして，暴言を吐いている。そうしたケースでも特にへこまないですね。まして「もう辞めたい」とは思わない。

安保 こうした暴言に関してチームのなかで前向きに共有されない感覚があると，どうしても孤立してしまって，「辞めよう」という気持ちが芽生えることもあるでしょうね。村尾さんは愚痴を言うとおっしゃっていましたが，そこには受け入れてもらえている前提がある。そこで「愚痴を言ってもしかたない」「あなたにも落ち度がある」なんて言われたらへこむし，このチームじゃやっていけない！ってなるでしょうね。

チームのあり方に関していえば，私たちが行っている「こころのケア」って"達成"には重きをおいていませんよね。そこを見誤って"達成"が重視されると，おのずと余計な義務感・使命感が湧いてくる。そうなると，利用者さんに対しても過剰なかかわりになってしまうだろうし，場合によっては抑圧的に振る舞うようになってしまう。それはチーム内のかかわりあい方にも影響を与えるだろうと思います。

矢山 調査でも対応方法として「上司に相談する」という割合が多かったのですが，「それはあなたにも落ち度がある」というようなことをおそれて，暴力・暴言を受けても黙っていたというケースもありました。

藤田 共感や共有があれば，モヤっとした気持ちを吐き出すことができますからね。そこは私たち管理者としてちゃんと考えておかねばならないことです。スタッフのモヤっとした感情をスルーしない。ちゃんと向き合って耳を傾ける。そこは精神科の訪問を専門としている私た

ちのような立場は強みがあると思います。そうでしょう？　梅原さん。スタッフのお尻を叩いて「へこんでんじゃない！　もう1回，行ってこーい！」なんて言わないですよね？

梅原　私自身がへこみやすいので，スタッフになんてとても言えないですよ。むしろよくスタッフに愚痴を聞いてもらっていますもの。スタッフも管理者も孤立させてしまってはダメだと思います。

 利用者と援助者のズレを 最小限にするために

藤田　ほかの訪問看護ステーションにコンサルテーションを行っているのですが，そこで感じるのは利用者さんに対して「どうして訪問看護を利用するのか」「訪問看護を利用してどうなりたいと思っているのか」を共有できていないステーションが多いということです。「利用者と訪問看護師が一緒にめざしていく方向性」が共有できていないと，関係が難しくなった場合，いったん落ちついて「もともとめざしていたこと」に立ち戻ることができなくなります。だからずっとこじれたまま。そういったことも，暴言・暴力が発生する素地としてあるんじゃないかなと思うのです。

ここにいるみなさんは，「どうして訪問看護を利用するのか」というのを利用者さんと共有していると思うのですが。

南　していますね。うちの場合，本人からの希望の人が多いので，ほぼしています。そうしたことを尋ねる前からみなさん，目的はもっています。たとえば「二度と入院したくない」という目的です。

宮本　うちの場合は南さんのステーションとは逆で，9割は病院からの紹介なので，たしかに「訪問看護の利用の目的」を最初から共有するのは難しい面がありますが，ただ，目的の共有は自然に行っていますし，かかわりの時間が重なっていくなかで，気がつけば一緒に考えられるようにはなっていっています。

松本　「病院の先生から言われて訪問看護を利用することになったと思うのですが，あなたとしてはこの訪問看護をどう活用したいと思っていますか」ということは必ず聞きます。それに「自分としては必要ないと思っている」と言われれば，訪問看護を断るという判断も尊重します。

村尾　うちも同じような感じです。訪問看護を利用する目的を本人に理解してもらって，それに対して訪問看護としてはこういう手伝いができますと伝えていく。時間はかかりますが，大事な作業です。

藤田　時間がかかるんだよね。でも大事。うちの場合も，契約前に主治医，担当看護師，ワーカー，ご本人を交えて「私たち訪問看護を使ってどうなりたいと思っていますか」と聞く。時間はかかる。でも，その作業をしているからこそ，さっき言ったように，方向性にずれが出てきたときに，利用者さんと一緒に「私たち，ここに向かっていく予定だったよね」と修正がしやすい。

さて，ここまで「訪問看護師が受ける暴言・暴力をめぐって」というテーマで話し合ってきました。矢山先生は，こうした切実な問題に対して対応のノウハウの開発に携わっておられます。もちろんノウハウは大事。ただ，そのノウハウも"関係性"という素地があってこそ，有

効に発揮されるものだと思います。精神科訪問看護としてはその点を必ず押さえておきたいものです。

矢山 これまで個人的には暴力予防に関してノウハウの面での整備のほうに重点をおいていましたが，より本質的な利用者と訪問看護師の"関係性"も重視した方策の重要性に気がつきました。今後の研修会の構成にたいへん参考になりました。ありがとうございました。

〈終〉

〈引用・参考文献〉
1）公益社団法人滋賀県看護協会：訪問看護・事業所における暴力・ハラスメント対策マニュアル Ver.1. https://www.pref.shiga.lg.jp/file/attachment/5164161.pdf（2021年7月26日最終閲覧）

スタッフの爪切りへの意識を知る
「切らない爪切り」の実践を通じて

医療法人勢成会井口野間病院（福岡県福岡市）
看護師
松永 健
まつなが けん

同 看護師／保健師
徳島照代
とくしま てるよ

 爪は歩んできた人生を表す

みなさんは患者の足の爪をしっかり見ることがあるでしょうか？

あらためてじっくり見てみると，人の顔がそれぞれ違うように，患者1人1人の足や爪の形状は異なっています。その形状から患者の歩んできた人生が見えてくるといっても過言ではありません。

臨床では足の爪へのケアは比較的避けられがちなものですが，伊部は，「足の爪切りは患者さんの人生を変える」[1]とまで述べています。それほど重要な足の爪へのケアなのですが，当病棟（精神一般病棟）では，実際のところ，爪白癬や肥厚爪，鶏眼など，なんらかの足病変がある患者のケアが十分に行き届いていない現状がありました。

この数年，足の爪切りをためらう医療者も多く，社会的にみて爪切りを医療行為として考え行うことがよいことなのか，行った爪切りを誰が適切であったと判断するのかと，なかなか踏み込んで考えることができずにいたのも事実です。しかし，目の前の患者の爪が伸び放題となっていることは問題だと筆者らは考えていました。

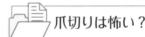 爪切りは怖い？

さらにいえることは，少なからずスタッフには，爪白癬により肥厚した爪へのケア（爪切り）への不安や恐怖心，知識不足がありました。そうした理由もあってか，爪へのケアの介入がされていない現状が続いていました。そこで一般的な「切る爪切り」だけではなく，爪を切らず角質を取り除いたり，グラインダーの併用と爪ヤスリを使用したりする「切らない爪切り」の実践を通じて，看護師の爪へのケアに対するさまざまな思いを知ることができました。本稿は医療法人勢成会井口野間病院（以下，当院）の研究会で発表した研究をもとに，そうした看護師の爪のケアへの思いをまとめたものを報告します。

なお，「切らない爪切り」とは，爪切りやニッパーなどの鋭利なものの使用は最小限にして，その代わりにグラインダーや爪ヤスリの非鋭利なものを主に使用する爪のケア方法をさしま

す。

　研究を行った際，倫理的配慮として，対象者には研究の主旨と，本研究への協力は任意であり，いつでも辞退できること，研究の参加，不参加が協力者の不利益にならないことを説明し承諾を得たものとしました。また，本研究以外に調査結果などの情報を使用しないことを説明しました。なお，個人が特定されないように留意しました。

アンケート結果

　対象者16名に対してケア実施前後にアンケートを配布し，回収率は100%でした。アンケート結果は以下のとおりです。

1）「爪のケアに対し興味があるか」

　ケア実施前のアンケートで「非常に思う」「やや思う」が合わせて14件であり，ケア実施後のアンケートでは「非常に思う」「やや思う」があわせて15件となりました。ケア実施後では「まったく思わない」「あまり思わない」が合わせて2件から，ケア実施後は「まったく思わない」「あまり思わない」が合わせて1件となりました。

2）「爪のケアの知識を深めたいか」

　ケア実施前のアンケートで「非常に思う」「やや思う」が合わせて12件であり，ケア実施後のアンケートでは13件となりました。ケア実施前のアンケートで「まったく思わない」「あまり思わない」が合わせて4件で，ケア実施後の

表1　研究の枠組み

①研究期間：2020年3月～2020年5月
②対象者：精神一般病棟に所属する病棟看護師（看護師13名，准看護師3名）
③データ収集方法：ケア前と後で爪に対する意識調査のアンケートを実施した。また，爪の外観的な変化，所要時間，問題点の改善具合，ケア中の患者の様子を「爪ケアシート」へ記入してもらった
④実施内容
・対象者に爪のケア実施前にアンケートを実施する。
・爪の解剖生理と爪のケア方法，切らない爪切りの手順と方法についての勉強会を行う。
・グラインダー使用未経験者には使用方法を説明する。
・看護師1人に対して患者(1人～3人)実施する。
・実施した内容を「爪ケアシート」へ記載する。
・ケア実施後に，ケア実施前と同じアンケートを実施する。

アンケートでは「まったく思わない」「あまり思わない」が2件となりました。

　アンケートの自由記述では「フットケア研修などでもっと知識の向上をはからないと何も変わらないと思う」「フットケアの知識不足を感じており，自信をもってかかわることができない」という意見がみられました。

3）「爪のケアの際に困ったことはあるか」

　ケア実施前後のアンケートではともに「まったく思わない」は0%でした。なお，「困ったこと」の内容は「人手不足」がケア実施前で4件，ケア実施後では6件であり，「時間不足」はケア実施前で8件，ケア実施後は12件でした。「必要物品不足」はケア実施前で4件，ケア実施後で2件。「知識・技術不足」はケア実施前で5件，ケア実施後は9件でした。

　自由記述には「忙しくてとりかかれない」「爪

のケアをする時間は工夫してとらなければとれない」「まわりに十分な知識をもった人がいないために相談ができない」という意見があげられました。

4)「爪のケアは負担だ」

ケア実施前のアンケートでは「非常に思う」「やや思う」が合わせて6件で，ケア実施後も，6件と差はみられませんでしたが，そのうちの4件は「非常にそう思う」から，「やや思う」に変化がありました。自由記述には「以前，出血し問題になりトラウマがある。爪切りはいつも緊張する」「皮膚を切らないかビクビクしながら切っている」など負担と感じる理由がみられました。

5)「仕方ないから爪のケアをしている」

ケア実施前のアンケートでは「非常に思う」「そう思う」が合わせて6件で，ケアの実施後は3件と差がみられました。「まったく思わない」「あまり思わない」がケア実施前のアンケートで7件，ケア実施後は9件となりました。

6)「ほかの業務が優先となり，爪のケアまで時間がとれない」

ケア実施前後のアンケートでは「非常に思う」「やや思う」が半数以上があげられ，「まったく思わない」が0件でした。自由記述として「時間をかけケアをやりたいと思うがなかなかできないという意見がみられました。

7)「患者の爪のケアを行うことは看護師の役割」

ケア実施前のアンケートでは「非常に思う」「やや思う」が10件で，ケア実施後は13件に増加していました。ケア実施前のアンケートでは「まったく思わない」「あまり思わない」はあわせて5件で，ケア実施後は3件となりました。自由記述には「ナースだけでなく，ケアワーカーさんも一緒に行えたらいいと思う」「看護師だけの仕事ではないのでケアワーカーや家族の方も協力してほしいと思う」という意見がありました。

8)「患者に自分の爪に対する意識の向上はあるか」

ケア実施前のアンケートでは，「非常にそう思う」「やや思う」が合わせて4件で，ケア実施後は6件となりました。「まったく思わない」「あまり思わない」はケア実施前のアンケートでは合わせて11件で，ケア実施後は10件となりました。

なお，「爪ケアシート」から抽出された「問題点」「問題点の改善具合」「患者のケア中の様子」は表2に示しました。

考察

「爪に対して興味があるか」「知識を深めたいかという質問」に対して，爪のケアに対して，看護師は高い意識をもっており，なんとかケアを実施したいという思いがあることが読みとれました。これらにより看護師は，「ケアをした

い」という思いはあるが行動に移すことができない理由があることがわかりました。研究を通じてその理由の1つとして，爪のケアに対しての学習する機会が少なく，専門的な指導を行う人も限られていること，専門の場で学ぶことも費用がかさむということが考えられます。

「爪のケアの際に困ったことはあるか」「爪のケアは負担だ」「ほかの業務が優先となり，爪のケアまで時間がとれない」という質問からは，さらなる問題点が明らかになりました。「爪のケアの際に困ったことはあるか」という問いへの答えとして「時間・知識・技術のなさ」が大半を占め，ここからは知識・技術に関しては先ほど述べたことに加え，時間不足に関しては，病棟の介護度が高いうえにマンパワー不足に由来するものと考えられます。しかし，これらを理由に長い期間ケアが提供されず，そのために爪の状態が悪化してしまうことは，避けるべきです。瀬戸らは「外来，あるいは病棟業務の中で時間と場所を確保することは『容易ではない』」ということから，通常の診察やケアの中でフットケアを組み込むことが望まれる」[2]と述べています。これらのことより，時間内に業務の1つとして組み込む工夫や，病棟スタッフ間での話し合いの場が必要だと考えられます。

また，河井は「精神疾患に罹患している患者は，その精神疾患ゆえに足のケアを適切に行えなかったり，無自覚，無関心であったりするために，足白癬・爪白癬に罹患しやすく，なおかつ重症化しやすい」[3]と述べています。このことに関連して「患者に自分の爪に対する意識の向上はあるか」という質問への答えからは，病

表2　「爪ケアシート」から抽出された「問題点」「問題点の改善具合」「患者のケア中の様子」

●問題点

- 爪の肥厚により靴下が引っかかることがある
- 自分で爪切りができない
- 足の爪が痛い（特に親指）
- 肥厚により圧迫し発赤，疼痛がある
- 肥厚している爪がある。靴下が引っかかる
- 深爪すること
- 爪の肥厚と形の異常により靴下が引っかかる

●問題点の改善具合

- 靴下がスムーズに履けるようになった
- 表面がやや薄くなった
- かなり薄くなった
- 痛みが強く皮膚科へコンサルトする
- グラインダー使用にて肥厚が改善
- 自分では爪切りをしないように伝え，深爪するところはヤスリの使用を指導

●患者のケア中の様子

- ケア中，笑顔がありよろこばれる
- 静かに臥床中
- 傾眠中
- ケア中は特に会話なし。終了後に「ありがとう」と笑顔で言われる
- いつもより声かけに多く返答あり
- 腰痛があり腰痛に対しての痛みの訴えがあり爪に対しては興味がない様子

院の窓口である外来において早期から看護師らによる爪の状態を確認することやケアを提供する必要性が示唆されます。

「仕方ないから爪のケアをしている」「患者の爪のケアを行うことは看護師の役割」という質問へのケア前後の回答の変化から，爪の状態を観察する機会が増えることで，「仕方ないから」という意識が，「患者さんにとって必要なケアである」という意識へと変化が見られたものであると考えられます。

患者の足の先にまで目を向ける

　2005（平成17）年7月，厚生労働省より医師法第17条歯科医師法17条および保健師助産師看護師法第31条の解釈について〈爪そのものに異常がなく，爪の周囲の皮膚にも化膿や炎症がなく，かつ，糖尿病等の疾患に伴う専門的な管理が必要でない場合に，その爪を爪切りできること及び爪ヤスリでやすりがけすること〉を医療行為としないとの回答が出されました。これらのことより職種を問わずに爪切りはできることとなりました。しかし，自分以外の爪を切ることは，患者に出血や剥離などのリスクが伴います。北九州市の病院で起きた，看護師が爪を剥がしたと誤認され傷害罪で逮捕された事件（無罪判決が確定）に絡み，「爪切りは手を出しにくい」「怖い」「抗凝固薬を服用中の患者に爪切りをすることで出血し，それ以降爪切りは苦手だ」という意見も出されました。

　一方で，切らない爪切りの導入後は「グラインダーの使用方法に慣れたら，出血するリスクがなくその点は安心できた」という意見もあり，鋭利なものを使用しない切らない爪切りによるリスクの面での意識の変化も生じた考えられます。また，切らない爪切りの使用により，肥厚爪に対して10分から15分と短時間で行えることで，業務遂行上の優位点も理解されたことと思われます。ただ，グラインダーを準備することがまだ慣れないうちは手間となり逆に時間を要し，すぐに使用できる工夫が今後は必要でしょう。うまく器具を利用し，医療に従事している1人1人が正しい知識と技術を高め，精神科だからこそ，患者の足の先にまで目を向けていきたいと思います。

〈引用・参考文献〉
1）伊部美代子：特集1足の爪切りは患者さんの人生を変える．精神看護，2016.
2）瀬戸奈津子，和田幹子：わが国のフットケアの現状と課題 社団法人日本糖尿病学会認定教育施設の実態調査より．糖尿病，51（4），p.347-356，2008.
3）河井正晶，比留間政太郎，池田志孝：精神神経科病院入院患者を対象とした足白癬，爪白癬の後ろ向きコホート調査．日本医真菌学会総会プログラム・抄録集，2015.

精神看護出版の本

トラウマ・インフォームドケア Trauma-Informed Care

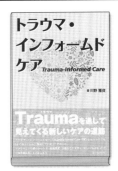

A5判　128頁　2色刷り
定価1,980円(本体価格1,800円＋税)
2018年12月刊行
ISBN978-4-86294-062-9

【著者】川野雅資(奈良学園大学保健医療学部看護学科精神看護学 教授)

Trauma(トラウマ)を通して見えてくる新しいケアの道筋

トラウマ・インフォームドケア(TIC)についてのもっとも端的な説明は「トラウマについてよく知ったうえで対象者のケアを組み立て,療養環境を整備する」というもの。
鍵となる概念は再トラウマ体験。過去のトラウマ的な出来事がなんらかの刺激によって再帰し,心身に不調を生じさせる。あるいは長期にわたって症状が安定しないあの患者には,知らず知らずのうちに再トラウマ体験が生じているのかもしれない。だとしたら,ケアはいかに構成されるべきか。TICは精神医療に別の視点をもたらす。

CVPPP
がめざす新しい関係性

Comprehensive Violence Prevention and Protection Programme

第5回

救急隊とCVPPP

下里誠二　しもさと　せいじ
信州大学医学部保健学科（長野県松本市）教授

　今回は少し違った視点から，CVPPPトレーナー養成研修を受講された救急隊員（救急救命士）の久保康太郎さんのお話です。久保さんは高い理念をもち活動されるゆえに理想と現実の間で疲れてしまった体験をおもちです。事情により久保さんからいただいたメッセージを久保さんの了承のもと，筆者（下里）が再編，見出しを作成したものをご紹介します。

救急隊員の任務と人を癒すこと

　救急隊はセーフティ・ネットの一角を担う専門職です。業務は消防法や消防組織法に規定されているとおりで，病院前救護という言葉で定義できる領域において，しかるべき人をしかるべきところに搬送し，その間必要な処置をします。救急救命士の任務はさらに絞られ，その究極目標は「心原性心肺停止からの社会復帰」です。これにはプロトコールの遵守は絶対なのですが，ダイナミックな時間と場のなか，十分な訓練を積んだからこそ可能となる直感での判断も必要になります。過酷な状況下では業務をまっとうするだけで精一杯なため，「救急隊は人

の心を救いましょう」とはどのマニュアルにも書いてありません。あるとしても究極の理想論として述べられているにすぎないと思います。

　加えて近年は，常習で救急隊を呼ぶ方の対応には頭を悩ませています。罵詈雑言，自己中心的で理不尽な要求，正論に対する屁理屈，無責任……。出動から帰署まで4時間かかることもまれではありません。それが救急車の存在意義を脅かし，地域医療から体力を奪うと言っても決して乱暴ではないでしょう。しかしこれらの人に共通するものは「不安」と「孤独」であり，不安が極まったとき，救急車を呼んでいるようにみえます。救急車は無視されることなく必ず来て，救急隊員は必ず話しかけるのです。私の隊は「聞く」ということを重視してきました。私自身も「人の心を癒してこその医療」と考えて傾聴という姿勢を大事にしてきました。

理想と現実の間，そしてCVPPP

　努力が実を結び，よい結果が出たかと思うと，理想など夢物語にすぎないと思うことも起こります。「どこでもいいから病院に連れてい

け」と恫喝のように言い，放埒な態度を重ねる方。態度が豹変し，浴びせられる私たちの人格を否定するような言葉。一挙手一投足にいたるまで否定される状況。もはや，やさしさも傾聴も捨て理論武装し，彼らを「異質」として排除しなければ現場を守れなくなっているのです。

さまざまな勉強会にも参加しました。そして，ケリー・サベジさんの事件を機にディエスカレーションを知り，CVPPPにたどりつきました。CVPPP研修の後，これまでの苦境や，困った方々も「対話」と「傾聴」でwin-winな展開が望めることを実感しました。不安がなくなり，当事者の方々の納得感，まるで心が導通する感覚，家族の安心など，これまでに気づけなかったことに気づけるようにもなりました。

CVPPPの理念がもたらすもの

しかし，それらをご破算にするような出会いもあります。CVPPPを実践してもなお起こる，理想を捨てざるを得ないような暴言や暴力の現場の後，同僚にそしられ，生兵法であったと反省し，不安と孤独に陥ることになりました。

それでも，立ち直れたのは自身もCVPPP実践で癒されてきたから。開き直る，頑なになる，心を殺すでもなく，痛烈な体験をありのままに受け入れられたのです。癒しの実感を共有すれば，私たちは真にやさしく強くなれます。

発災直後の現場に，わずかな情報と3人の隊員だけで現場に赴く救急隊にとって，現場でのCVPPP実践がいかに非現実的であるかは論を待ちません。それでも，救急隊，そして救急医療に携わるすべての人によるCVPPP実践は求められるものと確信します。私たちはCVPPP

の理念であるPerson-centeredをこそ実践すべきです。そして気づきます。実践し続けていると，慌ただしさのただなかにあっても，かつてない落ちつきがあること。相手の主訴がよく聞こえてくること。チーム力が引き出されること。それゆえに疲れにくいこと。充足感があること。自分自身が癒されていること。

私たちは，「異質」の原因がどこにあるかに思いをはせます。「そうなるにはそれだけの理由がある」と頭では理解できます。「しかし」と，それを許せない心が勝ってしまうのです。

その「しかし」を，少し私たちに向けてみると，私たちにも自己中心的なところはあります。罵詈雑言を浴びせたくなる瞬間が少しも訪れずに生きているでしょうか。「異質」と私たちの違いはなんでしょう。それは程度問題ではないのでしょうか。だとすれば，黒白をつけることはできない，ともに未熟な存在です。職務上の義務あってのこととはいえ，抑制することを知り，そうできる私たちだからこそ，相手を主語として寄り添えるのではないでしょうか。救急医療という急流下りのような働きのなかにも，相手を思いやり続けることを忘れずにいることは，できるのではないでしょうか。

誇りを支える理念

以上，久保さんからのメッセージをご紹介しました。Person-centeredという理念は，たしかに職業人の誇りを支えるものですが，当事者側から人として尊重されない場面では本当に難しいものと思います。そうしたなかで「孤独と不安」を見つめることができる救急隊員，久保さんとの出会いはとてもうれしいものでした。

学の視点から
精神保健(メンタルヘルス)で
地域をひらく

安保寛明 あんぽ ひろあき
山形県立保健医療大学看護学科(山形県山形市) 教授

18
Eighteenth Step　看護職が行えること②

　さて，7月号からイタリアボローニャの地域精神保健システムのことを書いてきています。8月号に続いて，ボローニャで看護師で修士号をもって管理職者（コーディネーター）を務めている，マリリーナ・サッコさんが，2021（令和3）年の日本精神保健看護学会第31回学術集会で講演してくださった内容を紹介します。

先月の補足：教育専門職の立ち位置

　サッコさんは看護師の行う職種連携先の例として，教育専門職を最初にあげていました。

　日本では，小学校，中学校，高校などでの未成年者教育に関する教育については教育学部で，それ以外の人々への教育に関してはそれぞれの専門領域で養成されていますが，イタリアの場合は大学で教育学を学んで得られる専門教育課程に，精神障害や発達障害のある人に対する教育の分野があります。そして，児童関係の福祉サービスの一員として子どもと家族に対する教育専門職として従事していたり，障害のある人たちに対して，障害をもちながら暮らすための知恵と工夫に関する教育専門職として従事していたりします。

　精神障害に関する領域でも教育専門職者が活躍しています。イタリアの精神保健センターには基本的にすべての精神保健センターに教育専門職者が配置されていて，精神障害や依存症を有する人に対する心理教育や地域での啓発活動などに力を発揮しています。サッコさんが勤務しているボローニャ地域のある精神保健センターの場合，看護師はおおむね15人が勤務していてケアの中心を担っていますが，教育専門職者，ソーシャルワーカー，心理職者もおおむね3名前後が勤務しています。

　私が2019（令和元）年にイタリアを訪問して数日間のフィールドワークをさせていただいたときには，教育専門職者の方が日本でいうSST（社会生活スキルトレーニング）を担っていたり，家族とご本人の両方への相談対応が必要なときに看護師と教育専門職者が2名で対応してリフレクティングの技法を用いた家族ミーティングを行っていたりしていました。

　さて，前回の内容の補足はこれくらいにしまして，イタリアの精神保健看護における看護師の役割について，続きを紹介したいと思います。

"その人自身の治療計画への援助"

「その人自身の治療計画が構造的になるようにかかわっていきます。治療・機能回復を促進するための取り組みの場所は多様です。そのなかでも，居住空間は患者さんの個別性をアセスメントできる場として特別な意味があります。居住環境におけるセルフケアは，家族との関係性によって範囲が決まりますし，病気の兆候や症状，服薬に関する課題や副作用も明らかになります。これらのすべてをご家族と共有していくことは治療行為の1つとなっていきます」

創造性と創意工夫

「習熟した専門職による訪問看護の基盤は，患者さんとその背景を尊重し，裁くような態度をとることなく，相乗的かつ共有的な行動にもとづいて行われなければなりません」

「これらの原則と必要性を実現するために，支援者は事前に訪問の目的を共有していきます。それによって場あたり的な援助や一貫性のなさを回避していきます」

「訪問中には常にそのときの状況に応じて予測不可能なことが突発的に起こりますが，事前の（看護）計画は，このような活動の基盤になります」

「専門的な養成を受け経験を積んだ看護師は『創造性と創意工夫』を備えていなければなりません。これらの2つが精密な学術的知識と融合することで，先が見えにくい場面でも選択肢となる道筋を見出すことを可能します。それらを兼ね備え，患者の人生とともにあることを行います」

看護師の専門性

さて，読者のみなさんは，どのようにご覧になったでしょうか。日本の精神科訪問看護ともだいぶ共通点があるし，重要なことを再度確認させられた感覚になったのではないでしょうか。ぜひお近くの同僚と話してみてください。家族をケアチームの一員として迎える考え方や，そのために関係性や共有に関心をもっていることなどは，共通性が高いのですね。

ちなみに私が感銘を受けたのは，事前に訪問の目的を共有することで場あたり的な援助や一貫性のなさを回避する，と目的の共有の意味を明示してくれていることです。訪問看護は，訪問者個人で考え行動できてしまうので，共有することの重要性を言葉で明示されたことにハッと気づかされました。

イタリアの人というと，私たちはなんとなく，楽天的で明るい雰囲気を感じます。私がイタリアに行ったときにもそのような明るさと温かさを感じたのですが，援助においてもそれが維持される背景には，障害や援助に関する深い理解があり，実践を場あたり的にしないための準備があったのでした。

〈引用・参考文献〉
1）Malirianna Sacco他：イタリアの精神保健と看護における協働性—日本の精神保健看護との協働への期待．日本精神保健看護学会第31回学術集会国際連携講演，https://japmhn31st.com/（最終閲覧日2021年6月24日）

Next Step
時間の価値の高まり

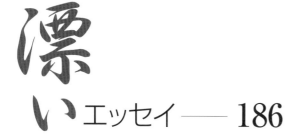

坂田三允の

漂い エッセイ —— 186

死ぬことと生きること

20代のころ，親しくしていただいていた精神科の大先生から「君はご主人が亡くなっても，1週間は大泣きした後はけろっと元気に生きていくんだろうな」と言われたことがある。そのときは「う～ん」と思いながら，そうかもしれないと思える節もあった。何しろ，まだその相手も定まっていないとき。実感もなかったのだが，先生は私の何を見てそう思われたのか。『坊っちゃん』ではないが，「無鉄砲」なことばかりしていたからだろうか。後先を考えず，「だって，やってみなきゃわからないじゃない」が口癖。上司にはかみつくし，必要があれば見ず知らずの方のところにもささやかな手づるをたよりにして教えを乞うなどということをやっていたのだから。その後，結婚式のときに上司から「男勝り」というご祝辞をいただいてしまった。男勝りって花嫁に対するほめ言葉じゃないよね～。とは思った。きっと上司にはたくさんのご迷惑をおかけしたのだろう。

でも，坊っちゃんと違って「損ばかりして」いたわけではない。無鉄砲と同時にとても臆病だったから，窓から飛び降りたりなど

もしていない。ただ，諦めるのは早かった。長い目で見ればそれは「損」かもしれないが，なくしたものをいつまでも引きずらない。1週間大泣きした後はケロッと生きていく。うーん，大先生のお言葉はあたっているかもしれない。つい最近までそう思っていた。

しかし齢を重ね，いつお迎えが来てもおかしくないという今日このごろ，ちょっと違うのではないかと考えるようになった。どちらが先に旅立つかもわからないが，もし仮に私が残されることになったとしても，大泣きはしないだろう。さみしさや物足りなさは感じても，大きく心を揺さぶられはしないだろう。そして現在と同じようにやるべき日々の瑣事を淡々と行っていくのだろう。うじうじとはしないだろうが，けろっともしない。若いころのようなエネルギーが少しずつ減少するとともに，無鉄砲さも鳴りを潜め，面倒くささが先に立つ。そんな気がする。

そんな平凡な日々，いつものように通勤電車のなかで読書に浸っていた。購入しながら読んでいなかった，重松清さんの『その日のまえに』（2005，文藝春秋）。途中

さかた みよし
多摩あおば病院看護部顧問（東京都東村山市）

TADAYOI ESSAY

で，「あ，電車のなかで読む本ではなかった」と後悔した。電車のなかで涙を流すのはちょっと恥ずかしい。2人ともに44歳の夫婦のお話。妻が不治の病を得て余命が告げられ，一縷の望みを託した治療が始まる前の日に，20年前に2人で最初に住んだところを訪れ，思い出を語り合う。「和美（妻の名前）は，『懐かしさっておもしろいよね』と言って，おととし出かけた中学校の同窓会の話をした」。話が盛り上がったのは，最後まで連絡先がわからなかった数人の思い出話をするときだったのだと。「会えない人の記憶はどんどんよみがえってくるのに，目の前で会っていると，いまの話しかしないの。（中略）せっかく二十何年ぶりに会ったのに，デパ地下のお店の話とか美容院の話で終わっちゃう（後略）」。夫が答える。「（前略）やっぱり『いま』の話のほうが大事なんだよ，みんな……」。それに続く言葉を言えなかった夫に代わって「生きているんだもんね」と妻が言う。「思い出話，たくさんしろよー。ケンとダイ（息子たちの名前）と三人で」「ママは幸せにやっているんだって，意地でも言えよー。お前親父

なんだからなー」「僕たちはもう一度やり直すことができる。できるんだ。と信じた。やり直させてくれ，と祈った」。それが「その日のまえに」である。

そして，「その日」はやってくる。息子たちが中学3年生と小学校6年生の新学期を明後日に迎えるという日，彼らを残して「ママ」は遠くに旅立つ。「時計の針では計れない時間が，ゆっくりと，静かに，僕たちの体を通り過ぎて行った。（中略）機械のスイッチが止まる。子どもたちが声をあげて泣きだした。年老いた両親も泣いた」。

「その日のあとに」もういなくなった妻あてのダイレクトメールが届く。それに発送の打ち切りの連絡をする夫。長男はすぐに捨てようと言い，弟はママの名前が書いてあるものを捨てるのは嫌だと訴える。そして夫は，自分はどうなのだろうと考える。業者の名簿のなかで生き続けていることは幸せなことなのか，不幸せなことなのか。うれしいのか悲しいのか。……妻が亡くなって3か月。入院していた病院の看護師長から亡くなる3日前に預かったという手紙を渡される。書かれていたのは

＜忘れてもいいよ＞の一言だけ，だった。

涙なしで読み終えることができなかった。子どもの成長を見ないで一生を終えなければならないのはつらいことだと思う。だから「思い出話，たくさんしろよー。ケンとダイ（息子たちの名前）と三人で」「ママは幸せにやっているんだって，意地でも言えよー。お前親父なんだからなー」という言葉はわかりやすい。だが，＜忘れてもいいよ＞という手紙の一文は，少しひっかかった。この言葉に「忘れてほしくない」という気持ちが強く込められていると思えてならない。

忘れるか忘れないかは残された人々がどう生きていくかということに深くかかわっていると思う。私がもし先に旅立つことになったら，私のことなどすぐに忘れて自由に生きていってほしい。もっともこの間，孫から「ばばのお葬式のときの遺影はもう決めてあるからね～」と言われたばかり。「手回しのいいこと！！」。わが家の住人は私が心配しなくても自由人そのものなのだった。

精神科看護 2021.9. vol.48 No.10（通巻350号）**079**

月刊 精神科看護
THE JAPANESE JOURNAL OF PSYCHIATRIC NURSING

NEXT ISSUE
次号予告

2021年 9月 21日発売

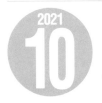

特集
言葉を選んで使う
―言葉は届くが時々間違う

「言葉を選んで使う」という専門性を考える
肯定的な言葉かけの訓練―意図が伝わる言葉の選択
なぜあの人の言葉かけは的確なのか
言葉の選択・タイミングをロールモデルから学ぶ

EDITING POST SCRIPT

◆夜，車も人どおりもない，片側一車線の道路。歩行者としてそこの横断歩道を渡りたいとき，歩行者信号が赤であったら。日常でもよく遭遇する場面ですが，人の動きを試される場面である気がします。もちろん道路交通法でいえば信号は守らなければなりません。しかし，見とがめる存在がないのなら，大丈夫と判断して渡るという考えがあり得るのもわかります。しかしなんとなく腑に落ちないのは，信号を守っていると後ろから歩いてきた人があっけなく先を行き，道路を渡っていく場合。「律儀に守っている私が変なの！？」とそわそわしてしまいます。法を守る，守らないは周囲の人の動き次第で簡単に左右されるのだと実感するところです。　　　　　　　　　　　　　　　　　　　　（C）

◆かのジャイアンは「子供にも人権があるっつーの。おれはかーちゃんのどれいじゃないっつーの」という有名な言葉を残しています。対して「母ちゃん」は「そんなせりふはどれいみたいにはたらいてからいうことよ」と言ってジャイアンをぶちます。人権は生まれながらの権利（自然権）であり，「どれいみたいはたらく」義務とのバーターではあり得ず，そのため「母ちゃん」の発想は私たち人類が獲得し得た近代的な理念に悖るものだといえますが，私たちが生きる社会は実にタフ＆ラフなもので，人権はたびたびぶたれてしまいます。だから人権なんてただの言葉だともいえますが，言葉への信頼をなくした社会に残るのはむき出しの暴力です。そんな社会はごめん被ります。　　　　（S）

STAFF

◆月刊『精神科看護』編集委員会 編
　金子亜矢子（一般社団法人日本精神科看護協会）
　小宮浩美（千葉県立保健医療大学健康科学部）
　佐藤恵美子（一般財団法人聖マリアンナ会東横恵愛病院）
　中村博文（茨城県立医療大学保健医療学部）
◆月刊『精神科看護』サポートメンバー
　小原貴司（医療法人昨雲会喜多方飯塚病院）
　澤越鈴菜（医療法人明心会柴田病院）
　澤田恭平（医療法人明心会柴田病院）
　鈴木 遥（医療法人昨雲会飯塚病院）
　馬場大志（医療法人昨雲会喜多方飯塚病院）
　濱田真理子（医療法人勢成会井口野間病院）
　三並淳一（医療法人社団翠会成増厚生病院）
　宮﨑 初（第一薬科大学看護学部）
　森 優（医療法人勢成会井口野間病院）
　吉山直貴（医療法人誠心会あさひの丘病院）
　米山美穂（長野県立こころの医療センター駒ヶ根）
◆協力　一般社団法人日本精神科看護協会
◆EDITOR　霜田 薫／千葉頌子
◆DESIGNER　田中律子／浅井 健
◆ILLUSTRATOR　BIKKE
◆発行所
　（株）精神看護出版
　〒140-0001　東京都品川区北品川1-13-10
　　　　　　　ストークビル北品川5F
　TEL.03-5715-3545／FAX.03-5715-3546
　https://www.seisinkango.co.jp
　E-mail info@seisinkango.co.jp
◆印刷　山浦印刷株式会社

2021年9月号　vol.48　No.10　通巻350号
2021年8月20日発行
定価1,100円（本体価格1,000円＋税10％）
ISBN978-4-86294-253-1

精神科看護

定期購読のご案内

月刊「精神科看護」は定期購読をおすすめします。送料，手数料は無料でご指定のご住所へお送りいたします。バックナンバーからのお申し込みも可能です。購読料，各号の内容，申し込み方法などは小社webサイト（https://www.seisinkango.co.jp/）をご確認ください。

「精神科看護」定期購読申し込み用払込取扱票

平素はご愛読いただき、誠にありがとうございます。本票にて定期購読のお申し込みを承ります。書店にて定期購読をお申し込みされる場合は、この払込取扱票は使用しないようにお願いいたします。なお、下記の定期購読料には送料、消費税が含まれております。

◆2021年12月31日まで、下記の購読料となります。

【お問い合わせ】精神看護出版 営業企画部　TEL：03-5715-3545　e-MAIL：info@seishinkango.co.jp

※ご記入いただいたお客様の個人情報は、ご注文商品の送付や小社のサービス提供、改善の目的以外に使用することはございません。

払込取扱票

	口座番号				加入者名	金額							料金
02	東京	0 0 1 5 0 6			株式会社 精神看護出版	千 百 十 万 千 百 十 円 1 6 2 9 0 8							特殊取扱

通常払込料金加入者負担

通信欄

「精神科看護」定期購読申し込み（12ヵ月分・税込）

___年___月号　通巻___号より

☐増刊号あり 15,400円 ☐増刊号なし 13,200円 申込みます。

◎2021年増刊号
　タイトル：「精神科訪問看護 Part2（仮）」
　＊2021年12月31日まで有効

注　☐内に✓をつけてください。
注　この払込取扱票は、定期購読専用です。

払込人住所氏名
☐自宅 ☐勤務先
ご住所　〒　－
ご施設名
TEL
お名前

受付局日附印

裏面の注意事項をお読み下さい。（郵政事業庁）（私製承認東第39998号）

これより下部には何も記入しないでください。

払込金受領証

	口座番号				加入者名	金額				払込人住所氏名	料金
	0 0 1 5 0 6				株式会社 精神看護出版	百 十 万 千 百 十 円 1 6 2 9 0 8					特殊取扱

通常払込料金加入者負担

受付局日附印

記載事項を訂正した場合は、その箇所に訂正印を押してください。

切り取らないでください。

郵便局にお出しください。

この受領証は、郵便局で機械処理をした場合は郵便振替の払込みの証拠となるものですから大切に保存してください。

（ご注意）
この払込書は、機械で処理しますので、本票を汚したり、折り曲げたりしないでください。

・この払込書をお預けになるときは、引替えに預り証を必ずお受け取りください。

・ご不明な点がございましたらフリーダイヤル（0120－108420）へお問い合わせください。

（郵政事業庁）

この払込取扱票の裏面には、何も記載しないでください。